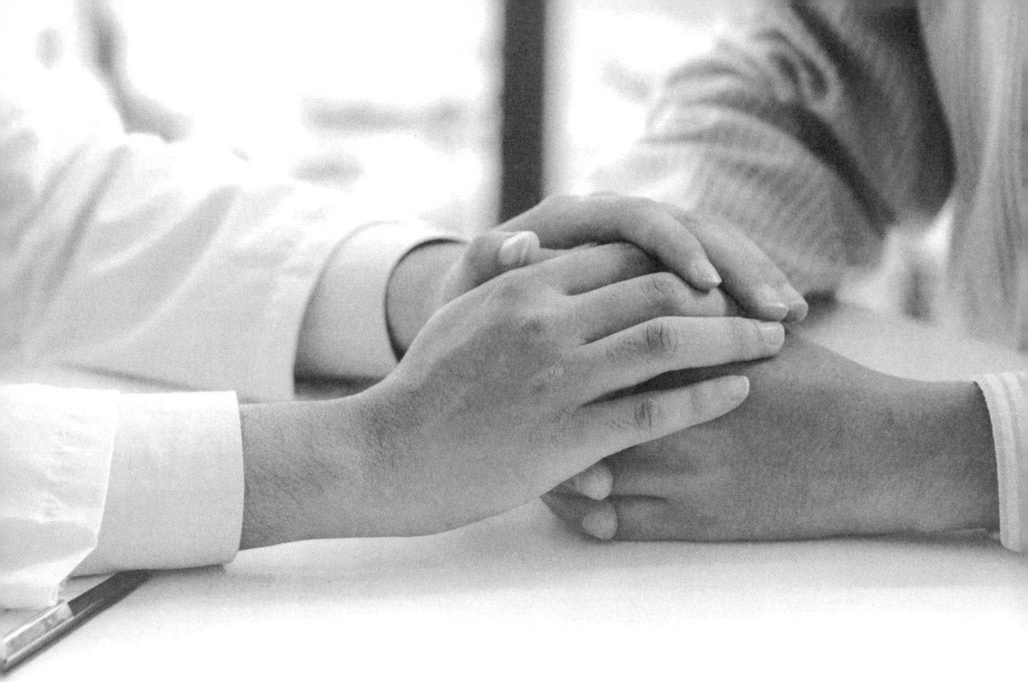

不需要一個人獨自承擔

愛長照寫給照顧者的照護專書

朱偉仁——著
胡芳芳、孫浩玫——策劃撰稿

推薦序

第一本由本土照護中心撰寫的全方位攻略

——台灣長期照護專業協會理事長　周麗華

台灣即將面臨超高齡社會，長期照顧的議題近年一再被關注，而大部分的失能或失智症者仍是由家人照顧，雖然許多照顧者很想好好扮演照顧者角色，但卻不知如何照顧，雖然現在相關照顧知能也隨著需求而被產出，但大部分的書籍，仍以國外經驗為主軸，本書是少見由本土從業人員，累積二十年的經驗，期待分享給照顧者。且其編排淺顯易懂，對讀者而言，應該可以從中獲益良多。

本書作者是一個從未涉入老人照顧的年輕人，卻一步步地踏入長期照顧的領域，二十年間他生病再起，為了能有研修機會他去攻讀碩士，在信仰的支持下，他把照顧老人視為天命。他了解照顧老人的辛苦，故本書第一章即提醒照顧者要先照顧好自己，以及注意自己身心狀況及如何調適，接著才從老人的食、衣、住、行、育樂逐項說明，並貼心地點出如有外籍看護工者，如何從行動中教導，並且能針對較常發生的問題以問答方式解題，也讓照顧者知道台灣有哪些單位可以協助，以及家人如何安排照顧。

照顧是一個辛苦的工作，除了現行政府有許多照顧措施外，了解與陪伴也是照顧者的需求，本書想寫給照顧者，也希望照顧者能透過本書，了解受照顧者以及知道如何做才是受照顧者的需求，並藉此以提升照顧者與受照顧者之生活品質。

推薦序

改善長期照護工作的先驅

——輔仁大學醫學系暨跨專業長期照護碩士學位學程教授、成功大學醫學院老年學研究所（兼）教授、台北護理健康大學長期照護研究系所（兼）教授　李世代

本書乃主內弟兄朱偉仁君身為長期照護業者身分之第一線實務經驗、體悟、心得與發抒之分享。朱先生緣自其母單親之家業起頭，且能感知、傳承與投入長期照護業界並有所發展及擴充，在十數年間已成其基業如常有效地運轉中，能為社會因應分擔一些長期照護之擔當，誠為不易。

從政策之廟堂，到街頭巷尾，無所不在的長期性照顧、支持及保（監）護，即長期照護問題，它是舉世普同性的健康、生活及安全問題，尤其針對所有人一輩子難以規避逾越之高齡、身障、孱弱等之人生階段或經歷。自一九九〇年代起，長期照護已

成為一個切身、街坊性的議題，各國、全球使然。其在國內當然是個在政策、實務、體制、推動及發展等層面之建置、改造、重塑等熱門的議題，卻低迷不已。

長期照護的熱議乃因人口結構高齡化、疾病型態慢性化、健康問題障礙化、照護內容複雜化且多元化、照護時間長期化，復以社會上之家庭、勞力、居住、經濟及期望發生結構性之安排或變遷、獨居老人比例之增加，以及潛藏失能、失智、依賴等高危險群與孱弱之分布與變遷迫切，卻仍無從掌握與因應而益發突顯，低迷不振，諸多高齡、身障等之照顧、支持及保（監）護問題等需求，在實務面、安全面、甚至資源面並無法有效滿足，恰如國內多年來之所映照者。長期照護涉及人、事、務、時、地、場域環境或情境問題，其可謂不易，非有相當之理念、專業、操作、實務、投入、建置、營造者，必難體悟，強而為之者，如讓未入庖廚者接掌主廚，必屬徒然。

如此一來，當必然遭逢，卻又不得不面臨長期照護之處遇時，只好先自助，再他助、再共助，最後才能期待公助，即如先進國家在推動長期照護常從社會價值之改造著手。長期照護本須有照護工作者、照護輔助或支援者、照護提供者等多重之角色，還有隱於其後統籌人事物時地等之照護管理者，如果方能有效運作，而家人至親似永為第一線之照護工作或輔助者，本書即針對此經驗提供建言。

筆者投入長期照護之領域，廣泛涉及教學、研究、服務及政策參與等，凡二十年有餘，其中服務面即包括定期從醫療體系外展至包括朱先生所經營之長期照護機構服務，冀透過醫療之介入，能協助機構住民營造較好的生活及參與。

多年來，長期照護在超大醫護體制框架、福利庶務行政高度主導下，其核心價值、理念、實務、操作、建置、營運、監督、管理、教育、培訓等，不免偏頗、權變、排擠、甚至應付搪塞，其欲如願發展，談何容易。台灣早屆高齡化之國度，且正迅速深化進行中，迅即可感知到高齡族群生活健康之慢性化、孱弱化、障礙化、多元化、長期化，以及由此而生的長期照護之供需問題，此為本世紀之一大議題。

長期照護乃人類社會因應發展之最後一哩，其必漫長多舛，然情況混沌、低迷不明、推動不振、建置難著力，任務業務化、實證內容行政化、專業庶務化，雖常無著、無奈及扼腕，資源不充分而虛耗蹉跎，在傷感之餘，仍不得不結合各界共勉共促之。當筆者讀完書稿之後，亦深有所感，爰為之序。

推薦序

人生下半場的旅遊指南

——國際NGO工作者、作家　褚士瑩

作為一個對於旅行充滿熱情的人，我時常有一個疑惑：為什麼旅行時我們有旅遊指南，網路上有無數的遊記、食記、購物指南、省錢絕招，但是人生卻沒有這樣一本旅遊指南呢？

我們都可以接受這樣的觀念，人來到這個世界上，這一生就是一場大旅行，只是我們常常忘了，每一天都應該是一場小旅行。大旅行能夠精采的人，每一天的小旅行也都知道如何活得精采動人。可是人生的這本旅遊指南，寫得還真有點虎頭蛇尾，市面上的人生指南，最多的是育嬰指南，接著是親子叢書，然後是如何成為人生勝利組的攻略本，可是再來呢？有誰告訴我們該如何過一個美好的老後？家屬如何跟需要長期照顧的家人走完生命最後一段或長或短的路？為什麼在這場開高走低的人生旅行上，家屬對於照顧自己的家人應該每天怎麼吃、怎麼穿、怎麼住，怎麼跟社工、看護相處，照顧者怎麼面對自己快速流失的體力跟腦力，還有逐漸升高的壓力，卻必須在黑暗中摸索的漫長煎熬？

朱偉仁寫給照護者的這本書，終於填補了這本後半幾乎空白的人生旅遊指南。他不只是站在家庭照顧者的角色，用自己生命的故事，說照護親人的經驗，他也是一個社福組織的工作者，專業照護機構的經營者，長照服務的提供者，更在三十多歲年紀輕輕就因為過度操勞中風，從照顧者的角色瞬間角色互換，變成受照護者，所以他比我們大多數人都更有資格寫這本人生下半場的旅遊指南。希望這本書的出現，成為社會避而不談，或是不知從何談起的長期照護問題，一個重要的轉變契機，從這裡開始，有更多的人開始分享、書寫、互相幫助，就像在旅途當中，我們遇到的善意陌生人，讓我們的旅行，因為人的溫度，而變得美好、難以忘懷。

推薦序

結合照護與心理需求的專書

——靜宜大學社會工作與兒童少年福利學系教授　紀金山

日本進入超高齡社會後，針對老人因健康、經濟、孤獨等境遇所出現之不便、不安、不滿，努力透過系統研究及民間資源，終於逐步開發出日本的銀髮產業，大規模降低孤獨死及漂流老人問題的衝擊。台灣未來的高齡社會、以及緊追在後的超高齡社會挑戰，無可迴避，這同時也是新的產業機會。這樣的機會，關鍵在於如何把每個家庭必須面對的照顧難題先變成社會議題，然後進行創新的服務設計，再進行倡議和資源動員，以落實及提供各種貼近個別需求的服務。

台灣在孝順傳統下，老人照顧長久以來都被視為家庭的責任，但在知識、技能和態度都不足下，一般人突然成為家庭照顧者，這個角色和責任往往是難以負荷的重擔。朱偉仁從基層的養護所出發，承擔第一線許多照顧壓力與經驗後，因自身的中風意外，從重新站起來的期待和努力過程，更同理了家庭照顧者對於健康、復健、照顧等訊息的急切需要感。因此在原本的機構照顧系統之外，積極發展創新的訊息內容服務，「愛長照」於焉誕生。這個主要透過ＦＢ和ＬＩＮＥ的訊息平台，努力地蒐集國內外有價值的資訊，及邀請各界專家撰稿，生產及持續分享有關照顧的心情、知能和資源，讓照顧者的愛在長期照顧的壓力下，有機會能持續發光。這當是朱偉仁此生重大的成就。

兩年來，這個訊息平台的議題和經驗，已廣受各界矚目，如今要轉印為紙本自有工具書的作用。但最重要的，這記錄著社會創新的過程，也將產生整合照顧資源的接合綜效。我常想台灣山明水秀、氣候宜人，加上人文薈萃，若能及早正視人的多元照顧需求，做好各種服務提供，並積極進行創新，銀髮宜居未來將是台灣最有機會且難被取代的戰略產業。

推薦序

值得推薦的一本書

——台北醫學大學 高齡健康管理學系教授兼系主任、護理學院展齡服務暨研究中心主任 張佳琪

本書透過作者長年的實務經驗提供照顧者相關的知能，同時彙集在照顧中常見的困擾並提供可能的解決方法。以照顧老人是天命的精神，支持照顧者也支持受照顧者。非常值得閱讀，推薦給您！

生命故事

重生後，翻轉人生

——策劃撰寫者　孫浩玫

他，二十八歲軍中退伍即刻投入老人照護的工作，成為養護機構的負責人。

他，三十八歲因腦阻塞嚴重中風，左側偏癱，成為受照顧者。

他信仰的主，讓他從人生中體驗自己所從事的志業，是多麼重要與神聖，也從身患重症重生過程，全盤且深刻體認到如何讓老人照護工作更臻完美。他了解受照顧者的實際需要，更體會到專業照顧者或家庭照顧者，該如何提供專業照顧技巧與觀念，兩者間的各自辛苦與需求他完全掌握，朱偉仁對從事長期照顧這社會工作有更深的體悟，在台灣邁入高齡化的階段，他要將長達二十年的照顧經驗與朋友分享，更期待能為台灣的長者多付出一分關心，做一個長期照顧者的職場傳教士。

朱偉仁，台北大學統計系讀滿六年肄業，出身於單親家庭，小學畢業的母親開設美容院照養朱偉仁三姊弟，於是從高中開始朱偉仁便半工半讀，甚至在大學時期，工作才是正業，讀書只是兼差，他將統計系當作醫學系來念。工讀期間，他經歷不少工作產業，曾在菜市場及夜市裡賣衣服、在有線頻道擔任推銷業務，後來在建築公司從事業務工作。當時，正逢台灣房地產高峰，讓這僅僅二十出頭歲的大學生就擁有百萬收入，也因為這樣，他對房地產業有深入的了解並產生濃厚興趣，甚至將房地產業認定為個人未來深耕的事業。

投入養護照顧六個月即告陣亡

不過，計畫總是趕不上變化，民國八十六年朱偉仁當兵退伍，台灣房地產業進入一段衰退期，而母親也將美容院收了起來，轉作經營老人養護所，並想擴大經營增開一所，希望兒子能夠協助，這時朱偉仁也意識到房地產走下坡不適合投入，而且台灣未來老人將會越來越多，從商業經營角度考量，他也就順遂母親的願望，協助母親管理新開的養護所。但是，這舉動卻讓已在養護產業經營多年的前輩給看衰，對朱偉仁母親說：「怎麼能讓這沒經驗的兒子來做這產業，恐怕不用六個月就陣亡了。」蘁是老的辣，還真讓這前輩給說中了，六個月後，朱偉仁成為養護所逃兵。

原來，老人養護產業不僅僅需要企業經營概念，還需要醫療照護的專業技巧與觀念，照顧者更需要具備誠心、真心與耐心。當時年紀還輕的朱偉仁，發現這是條滿是荊棘的漫漫長路，接下養護所的第一時刻，他就已經想離開，但是看到需要照顧的老人家，他不斷說服自己也詢問被照顧的老人家應該如何選擇工作，但每個月內心都會發出要離開的聲音，經過半年，他終於決定抽離。只不過，就在他離開一個月後，接手的經營者也無法支撐，養護所內二十五位老人家竟有十位在醫院裡進進出出，甚至有人就此離開人世，這景況讓朱偉仁難過放不下，於是，他重新回來照顧心之所念的老人家們。

全年無休待 call 醫師的全力支持

重新執掌養護所的經營千頭萬緒，如何讓老人家們獲得最好的照顧，朱偉仁遇到了貴人——侯瑞城醫師，他是與養護所合作為院內老人家做醫療照護的醫師，他對朱偉仁說「我可以二十四小時接你電話」，這句話讓朱偉仁感動莫名，更是產生力量以至於能繼續接續養護所的重要關鍵，因為受照顧者的健康狀況已經獲得侯醫師的強力後盾。同時，朱偉仁也隨時向侯醫師就教，學習相關醫療照護的知識與技巧，每每拿到受照顧者的藥後，總是徹夜一一翻閱藥典，了解用藥與相關藥學，也藉此了解每位受照顧者的病況。因為，作為一位照顧者必須在受照顧者出現不舒服的當下，學會如何判斷與評估，在前往醫院就醫前，做正確的處置，找出其發病的可能原因，讓受照顧者獲得最適當的醫療處置。

在受照顧者的健康照顧，獲得強而有力的支撐後，朱偉仁更致力於提供受照顧者更好的生活環境，力求完美的個性也相對產生更多的壓力，這也讓他的健康亮起紅燈，民國九十七年六月，他因腦阻塞中風住院，身體左側偏癱無法動彈，就連左腳腳趾頭都無法抬起，言語也變得遲緩，這位照顧者瞬間成為受照顧者，朱偉仁並未被這重大疾病打倒，經過六個月積極復健，他已經可以小跑步。即使受病魔之苦，朱偉仁仍心繫養護所，出院後，他立即回到工作崗位，每天工作兩小時，將工作當成復健。為讓老年長期照護更臻完善，更重回校園研修，獲得老人保健碩士學位，將所學應用於實質工作上，期待進而改革台灣私人安養護機構生態。

照顧老人是天命

在病中，朱偉仁讀了《珍貴的禮物》一書，內容闡述年輕人創業的過程，他將書中的內容與身為基督徒的太太分享，太太告訴他這書裡所說的都是聖經的故事。原本只將賺錢作為信仰的朱偉仁，對有許多戒律的基督教是不太願意接近的，但「如果聖經是可以接受教人如何賺錢的信仰，我也願意受洗進而認識基督教」，就是這個念頭，他開始接觸基督信仰，也因為這個機緣，朱偉仁終於重新找回為何要做照顧老人這份志業的初衷。

即使從事養護所照顧老人的工作已經十數年，朱偉仁還是經常會問自己為什麼要做這件事情，難道這是天命？他經常問牧師「什麼是天命？」牧師回答說「天命，應該是讓你做事得心應手，但並非是你想做什麼就做什麼。是上天賦予你要做的工作，就當盡力而為。」朱偉仁豁然開朗，因為養護所經營雖然辛苦，但他的確做得不錯，也獲得同業與受照顧者家屬的肯定。他真的得到了答案「謀事在人，成事在天」，加上經歷病痛，他開始體會到世界是有神存在，只要自己盡力而為，一切都有主會幫忙成事，所以，朱偉仁「心定了」。經歷過人生的高山低谷，朱偉仁有了信仰寄託，在老人照護領域經營更為穩健，更戮力推展各項老人社會福利，最近十年，台灣在地老化、社區照顧議題盛行，這也是朱偉仁一直強調推動的，對於長者長照服務應該要在地化、小而美、重品質！

讓受照顧者能在家安寧

近年來，年邁的母親受病痛之苦，甚至罹患躁鬱症及癌症等重大病症，需要隨時有人陪伴，朱偉仁成為家庭照顧者，但他無法隨時都在媽媽身邊，只能申請外勞協助照顧。在長期照顧的領域裡，朱偉仁自己經歷了受照顧者、專業照顧者、家庭照顧者等各種角色，有了最完整的角色經歷，更深刻了解彼此的辛苦與難處，還有需求。照顧者與受照顧者都需要社會、國家各種資源的協助。

根據統計，照顧失智者的照顧者，有兩成罹患憂鬱症，這是值得重視的警訊，照顧者的身心健康是必須受到關懷的。所以，在未來，朱偉仁希望能將個人長達二十年的照護經驗，與照顧者分享，協助照顧者在家照顧受照顧者，這需要公部門與社會都一起參與、有系統性的支持，讓受照顧者能在家安寧是朱偉仁最衷心熱切的企盼。

自序

愛長照陪伴你，照護不孤單

二十年彷彿時光機一般轉眼即到，猶然記得當時第一次幫長輩換尿布時，雙方不自在的情境，餵飯時的嘻笑，閒聊時的鼓勵與肯定，更有深夜醫院急診的等待與家屬一同聆聽醫師進行病情說明的影像歷歷在目。謝謝你們讓偉仁經歷無數照顧上的歷練，也在無數的家屬對話中彼此加油打氣，因為有你們陪伴，偉仁走過結婚、生子、大病癒後、長輩罹癌等人生大事，也因著你們的生命故事完成碩士學位成為大學講師。

驀然回首數算點點滴滴的恩典，驚覺許多的家屬在家庭照顧上依然面臨相同的窘境，這些情境皆造成雙方許多的困擾與壓力，多年前名作家同學褚士瑩鼓勵出書後，幾次興起書寫成冊的念頭，皆因故中斷無法成冊。直到去年經由「八福銀髮服務（股）公司」成立「愛長照」網站（http://www.ilong-termcare.com/）協助家屬在照顧長輩時如何找到資源與幫助，驚覺許多家屬的迫切需求，有些也是無法透過網路的途徑與資料來得到幫助，再次燃起略盡棉薄之力的動機。

希望能成為照顧者的力量

關於這本書，想要寫些幫助家屬的東西，嚴格來說是整理一些幫助家屬在照顧上可以參考的內容，畢竟，照顧是跨專業領域的內容，卻要由無專業背景的家屬與外勞來執行照顧工作，中間的距離可以用鴻溝來形容。而我二十年來就是在跨專業人員與本籍、外籍服務員照顧執行中不斷地協調與學習，如果可以整理一些對家屬照顧有幫助的內容，也就能些許回饋過往許多家屬與失能長輩給我的機會與幫助；還有那一群不斷一起討論與指導我的專業夥伴。談到幫助家屬，幾乎每一位家屬皆承受著不同程度的照顧壓力，其中照顧失智長輩的家屬已經有輕微憂鬱症傾向的不在少數（註1）。除了親情的責任外，主要的壓力來源源於對疾病發展與照顧工作的安排與變化不熟悉，畢竟，台灣的醫藥技術發展速度非常的快速，每一個人在原生家庭中所理解與學習的實在太少，許多醫藥知識與照顧知識皆是最近十到二十年間新發展的專業，加上失能與退化又隨著時間帶來不同的變化，在臨床醫學判斷上也有非典型症狀的難度。光以上幾個變數就讓失能長輩的照顧有著高度的個別性，何況「家家有本難念的經」，不同的家庭支持系統也會有截然不同的照顧困境，提出這些照顧上的前提條件無非是要每一個照顧者認清照顧的可為之處，過度的要求失能長輩與自己甚至協助照顧的專業照顧著，皆是造成極大壓力的來源。認識壓力來源並且適時的紓解壓力都是必須的，畢竟這是一項需要愛心耐心的人生功課。

另外，除了關注照顧上食衣住行育樂該有的提醒之外，也將台灣總數超過二十二萬的家庭聘雇的外籍看護工納入一部分篇幅，提供二十年來與這些外籍夥伴在照顧上合作的經驗，當然為了讓讀者更能了解照顧上的情境，我們也盡可能收集與列出在各項主題與失能或失智照顧上不同的案例，無非是希望讓更多的家庭照顧者可以找到適合自己理解與學習的途徑。如果這些依然無法幫助到家庭照顧者，就請您或家人使用網路與社群工具加入「愛長照」網站與我們聯絡。

衷心希望可以持續陪伴家中有失能長輩需要照顧的家屬，因為只有家屬願意持續的付出，失能與失智長輩才有好的照顧品質，而家屬有好的陪伴與支持才有源源不絕的動力照顧心愛的人。台灣已經進入快速老化的階段，不到十年將成為老化速度世界第一的超高齡社會。家中有失能與失智長輩的家庭照顧者需要有好的照顧政策與許多的照顧資源協助與家庭成員的支持，當然要有滿滿的愛給心愛的人，就要有二十四小時三百六十五天的支持，希望這本書與「愛長照」網站(http://www.ilong-termcare.

com/）可以扮演陪伴與默默支持的功能，在夜深人靜裡、在焦頭爛額的處境中都是忠心陪伴在家屬身邊的好朋友。

最後，要感謝芳芳的策劃、小玫的編撰，這本書也彙整許多跨領域專業人員的專業內容與邀請許多專業人員協助審閱，在此一併感謝，更感謝大田出版培園總編輯的感動支持，如果沒有您的堅持與支持，我們無法讓這本書更好，還有那幕後許多的編輯、校稿的夥伴們，謝謝你們一起付出心血願意來幫助人，陪伴家屬一同走那段「無法一個人走的照顧之路」，願神記念您們的付出，祝福大家一同領受那從天來的「愛」，感謝神。

朱偉仁

分享支持偉仁持續走在照顧之路的聖經章節

林前　13：8　愛是永不止息。

註1：

失智症家庭照顧者　二成有憂鬱症

時間：2014/05/02 17:06

健康醫療網／記者郭庚儒報導

照顧失智症者必須勞心勞力，根據家庭照顧者關懷協會調查發現，失智症的照顧者以女性為主，平均每天照護時間長達十三．五五小時，連續睡眠時間甚至不到四小時，導致其中兩成的照顧者，不到兩年就罹患憂鬱症，八成七則同時患有慢性精神耗弱。

PART 07

外籍小幫手的照護管理

PART 08

45個關於長照的案例Q&A

前言

根據統計，二〇五〇年台灣將超越日本，成為全球最老的國家。二〇五〇年距離現在只剩三十三年時間，你能想像台灣這高齡的社會，未來每個年輕人要承擔多少照顧年長者的責任？對於現在的青壯族或是已經逐漸步入樂齡一族的朋友來說，「活得老且活得好」絕對是個夢想，也是個理想，然而，在這過程裡，所要面臨長期照顧的事實，無論是成為照顧者或是受照顧者，都將是條漫長的道路。「長期照顧」已經成為生活的一部分，我們都將是這生活裡的主角之一。看到我們的長輩們頭髮日漸花白、視聽茫茫、步履開始蹣跚，如秋天黃葉般掛在枝頭上時，遲早我們也會有同樣的過程。如何讓我們辛勞一生的摯親摯愛以及主要照顧者都能擁有美好的生活時光，請從現在就開始面對、開始學習，如何成為身心靈都健康的照顧者與受照顧者。

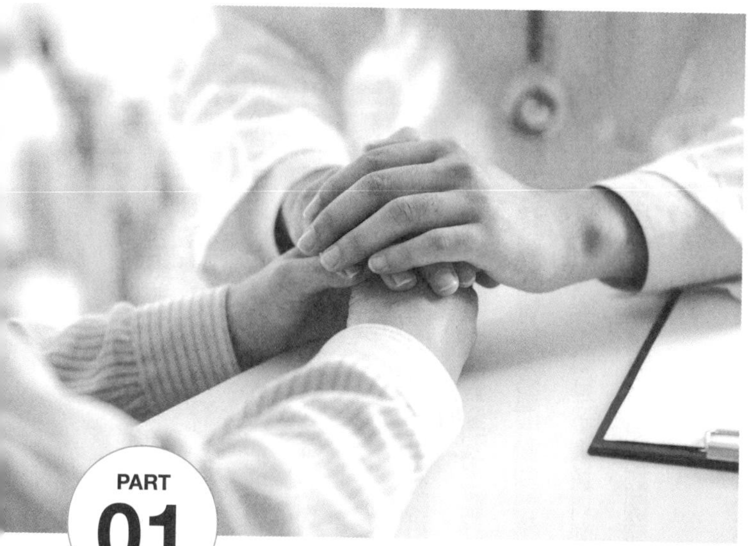

PART
01

不需要一個人獨自承擔

——寫給照顧者

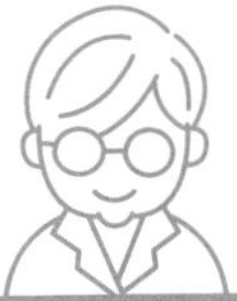

Author's advice

對於照顧者，讓我感到最不捨的是照顧者的壓力，無論是入住機構前的個案家屬訪談還是進行個人論文的訪談，只要講起照顧的歷程總是會讓照顧者不禁潸潸落淚。失能老人照顧困境中的主要照顧者，會隨著照顧需求不斷去尋求解決之道，在影響深遠的孝道文化與規範下，老人不願非家人照顧的自然反應，家族同時也有輿論壓力，然而親子之間用不同的社會交換過程在進行，這些有形與無形的壓力，皆會使得照顧者成了「潛藏性的病人」（註2）。

因此，照顧著的照顧認知與心態就成了非常關鍵的避凶因素，首先，務必要認識壓力來源，再者要適當的紓壓，最後務必記住尋求資源的協助，無論是家族中的人力協助或是外部政府資源或專業團隊的協助，才能有效地減少照顧上的壓力。

請先照顧好自己

根據中華民國家庭照顧者關懷總會統計，台灣的老人百分之八十五是由自己家庭照顧，而且照顧者年齡大多集中在五十一至六十歲，平均每位照顧者的照顧時間大約六・五年。由此可見，照顧長者或失能者絕不是幾天、幾個月的事情，而是一個長時間的偉大任務，更是一種挑戰。所以，長期照顧者在照顧心中所繫的家人之前，請先照顧好自己，唯有照顧好自己，才能更有品質地照顧家人。

這是一個無法喊停就停的工作

在醫院我們常常會看見驚慌失措的病人家屬，因為當家人因病或意外倒下，家屬便需立即接手照護重任。如果只是一個急性且可立即復元的狀態，大家或許還能鬆口

註2：
研究者指出，提供照護的妻子是一「潛藏性的病人」，妻子必須判斷她們是否有能力滿足那些需求。一些老年人必須決定是否繼續照顧機能障礙的配偶，或是尋求照顧機構的幫助（老年家庭，劉秀娟譯（1997），Timothy H. Brubaker 原著（1990）。揚智文化出版。）

氣，但若是罹患慢性生理或心理疾病，甚至因意外而無法從事日常生活活動的病患，那麼對照顧者而言，將是場長期抗戰。

一旦家中有一位年長者或是生活失能的家人，家庭照顧者將會面臨許多來自各種面向的壓力，因為他們要扮演的再也不只是一個伴侶或子女的角色。他們因為家庭、工作以及個人生活需要等，扮演著多重角色，將承受各種壓力。加上還有一個可能罹患失能、失智、或機能逐漸老化的長者需要照顧，因此，在長時間的照顧過程裡，照顧者將承受與經歷生理健康問題、心理壓力與情緒崩潰、社會人際關係、經濟等多面向壓力。

一般來說，長期臥床的病人需要經常被協助翻身或移位，以免產生褥瘡等情況，但是在翻動的過程中，很容易因為動作錯誤或不良姿勢，導致照顧者身體受傷；而且照顧是需要超高體力的，除了翻身，還有洗澡、換尿片等等多不勝數的照顧工作，若是有失智的父母常半夜起來活動，照顧者也無法睡覺，會導致長期睡眠不足。這是個無法想喊停就停的工作，當照顧者的精神、體力都無法負荷時，可能會造成身體不適，甚至也成為重大疾病患者的高危險群，所以生理健康所產生的壓力絕對不可小覷，一個人的體力是有限的，千萬別讓自己也成為第二個受照顧者，那將會是更可怕的噩夢。

獨自承擔的爭戰

看著父母臉上皺紋隨著年齡的增長變多、加深，身體功能一點一滴喪失，記憶力漸漸退去，這過程總是令身為子女者心慌。子女常無法接受、面對父母退化的事實，期待著有奇蹟出現的一天，特別是父母年紀還不是很大，或者子女才剛想要多陪伴父母之時。無論是何種疾病造成的病痛失能，子女心中總有不捨及傷痛。面對家人疾病，因對疾病不了解而產生焦慮、害怕：是否能治療？會有後遺症嗎？會不會威脅生命？該如何照顧？或是在照顧過程中，憂心因自己的不當照顧導致家人病況產生變化，許多的擔憂與疑惑使照顧者內心有著許多無法面對及言說的糾結，甚至想到未來將面對那緊湊卻一成不變的生活，可能連喝杯茶歇歇憩的時間都是種奢侈時（註3），長時間以來累積的困惑與憂心，會使家庭照顧者出現焦慮、生氣、挫折、委屈、孤單、憂鬱、罪惡

註3：
台灣有「照顧咖啡館」的服務，家庭照顧者可享有此免費資源，詳情可上愛長照網站搜尋關鍵字查看。

感、哀傷、無力感等負面情緒；或負面行為，例如：失眠、脾氣變壞、經常沒理由地哭泣、與原本親近的人減少甚至不聯繫、不再對原來的休閒活動感興趣等，而這就表示這位家庭照顧者已經發出求救訊號了，除了自我警惕，也要請照顧者的親友多加留心與關心。

普遍而言，照顧者平均每天花在照顧家人的時間將近十四個小時，且常是一個人獨自承擔，長時間下來照顧者會逐漸脫離原來的生活模式，和親友的聯繫減少了，許多社交活動選擇不參加了，整天面對的就是需要照顧的家人。缺乏可說話談心的對象，失去交誼活動的興趣，久而久之照顧者在社交人際上，會出現退縮的現象，生活圈子更是愈縮愈小，為自己築成一道高不可測的圍牆，也愈來愈不會、不想去表達自己內心所承擔的痛苦與壓力，更讓自己陷入難過的深淵。

有些人性子急，做事講求效率、速戰速決，這在長期照顧失能或失智等患者時很容易遭受強烈挫敗，因為照顧失智患者需要非常多的耐性，要能配合患者的速度，順應患者的情緒，如果太過急躁，恐怕引起患者的情緒反彈。有些照顧者本身有潔癖，面對失智的長者可能隨地大小便而無法保持乾淨，會難以消受。當成為一個家庭的主要照顧者時，有許許多多的生活習慣或是做事方式會面臨調整，因為改變生病的患者是困難的，只能先行調整自己，而在過程中不免是場自我衝突調適的戰爭，必要時建議一定要尋求各種諮詢或協助。

家庭關係不容忽視

儘管是同一家人，但對於家人疾病治療或照顧方式的看法未必一致：兄弟姊妹間、父母子女間，都有可能出現許多齟齬。我們就常看見為了醫治家中長輩的病，有人建議多找幾位名醫看診再確認；也有人希望中西醫並行，只要有機會都不要錯過；對不確定的醫療結果，有親人去求神問卜。這種種出自於關心的建議，卻常讓主要照顧者莫衷一是，十分為難，照顧得好彷彿是理所當然，萬一有些閃失，就成了罪過，部分手足妯娌沒有給予關心與體諒，反倒加諸要求與責難。對於照顧者來說，剩下的經常是滿腹的委屈和不平。

另外，在台灣，主要照顧者有百分之八十是女性，或家中沒工作、沒家累及居住離長者最近的成員，對於照顧工作的分配不見得是最公平的，如何做好適度的照顧工作調配有實際的難度。或許照顧者非自願但不得不，也可能有照顧意願，但在長時間的運作下，難免出現工作量分配不均的現象，導致照顧者彼此間產生嫌隙，有所爭執，如果無法達成共識，長此以往將會導致家庭手足間的關係破裂。

因為照顧患病失能家人衍生出手足情傷、婚姻失和、怠忽子女教育等許多家庭問題的新聞事件與案例比比皆是。

經濟壓力造成衝擊

有些照顧者一面上班，同時也要照顧父母或自己的另一半，常會利用午休時間跑回家準備中餐；也可能臨時出狀況，必須停下手邊工作趕去處理，或經常請假帶父母就醫，長期下來自然會影響工作表現；也有些父母是住在鄉下，不願搬到城市讓子女照顧，子女也難割捨事業回家鄉照顧父母，處境兩難。最後，許多照顧者為了照顧家人而選擇提早離開職場回到家庭中，首要衝擊便是失去穩定收入，並且不再有勞保的保障，甚至健保的部分負擔也變成全額自付。沒有了勞保，不僅晚年生活沒有了保障，還要面對包括尿布、看護墊、管灌食品等照顧費用的支出，這些耗材費用，一個家庭平均一個月需要花費約五至六千元，費用不算少，在收入短收的情況下，經濟問題著實是一大壓力源！

照顧者，你的壓力過大了嗎？

照顧者因長期面對受照顧者所引發的負面時有所聞，顯示照顧壓力與負荷其實已經遠超過你我所想像，但對於非照顧者而言，很難體會個中滋味。照顧者為什麼壓力大？壓力究竟來自哪裡？

在照顧家人前，要先照顧好自己的身心，這樣照顧道路才能走得更長、更遠、更好、更有品質。做好自我檢測，照顧自己，珍愛家人！

「中華民國家庭照顧者關懷總會」製作了一份「家庭照顧者自我壓力檢測量表」，建議照顧者可隨時自我檢測，以調整自己的身心平衡。

30 秒自我檢測：家庭照顧者自我壓力檢測量表

請您在看了下列 14 項敘述後，就您實際上照顧的情況，圈選後面的分數。（如：若您很少感到疲倦，就圈 1 分的位置）	從來沒有	很少如此	有時如此	常常如此
1. 您覺得身體不舒服（不爽快）時還是要照顧他	0	1	2	3
2. 感到疲倦	0	1	2	3
3. 體力上負擔重	0	1	2	3
4. 我會受到他的情緒影響	0	1	2	3
5. 睡眠被干擾（因為病人在夜裡無法安睡）	0	1	2	3
6. 因為照顧他讓您的健康變糟了	0	1	2	3
7. 感到心力交瘁	0	1	2	3
8. 照顧他讓您精神上覺得痛苦	0	1	2	3
9. 當您和他在一起時，會感到生氣	0	1	2	3
10. 因為照顧家人影響到您原先的旅行計畫	0	1	2	3
11. 與親朋好友交往受影響	0	1	2	3
12. 您必須時時刻刻都要注意他	0	1	2	3
13. 照顧他的花費大，造成負擔	0	1	2	3
14. 不能外出工作，家庭收入受影響	0	1	2	3
總分				

備註：當您完成自我檢測後，請來電照顧者關懷專線 0800-580-097（我幫您，您休息），由家庭照顧者關懷總會之專業人員協助，切勿自行解讀所得評量分數。此量表可從家庭照顧者支持平台 www.familycare.org.tw 獲得或直接從線上進行檢測。

資料來源：中華民國家庭照顧者關懷總會

照顧者的身心調適

無論是受照顧者或照顧者都應了解因為疾病或逐漸老化，對於家庭生活可能帶來的「影響」，彼此能夠相互體諒、信任與包容，並且可以自在地表達內心的想法和感受，讓可能產生的自責與不安的情緒得以獲得舒緩。此外，照顧者也需要了解自己在照顧病人時可能遇到的瓶頸與限制，如果有需要的話，可以尋求社會資源並善用家庭或親友間的支應系統，來維持家庭的正常功能。

家庭角色彈性分配

當家裡有人生病，家庭少了一個扮演其原有角色功能的人，家務工作當然必須重新調整，有些人可能需要身兼數職、承擔更多家庭責任。例如：媽媽罹患重大疾病，這家務主要工作者無法繼續做飯、打掃，身為女兒或媳婦可能就得擔起做飯、倒垃圾、採買物品等工作。爸爸若須照顧媽媽，兒子可能就要幫忙洗衣服、打掃環境。一旦家中出現需長期受照顧的家人，每個人都會面對角色與家務工作的調整，這時候，最好要弄清楚自己負責哪些事情，並且檢視是否會增加自己的負擔？該如何調適自己的壓力？如何在不同角色與工作之間取得平衡？

受照顧者的病情有可能會出現起伏，因此，家中成員所分擔的工作與角色也可能會隨著產生變動與調整，家人之間最好能定期開會討論照顧狀況、檢視分工的負擔，隨時因應做彈性調整與修正。討論的事情還需包括未來的照顧模式、醫療方式等等，千萬別讓沉重的照顧負擔集中在某個人身上，透過溝通、彼此分享照顧經驗與心情，在抒發個人情緒與壓力之餘，更能凝聚家人的情感。

親友分攤照顧重擔

單靠一個人或是一個家庭的力量其實有限，如果能善用家庭或親友間的支應系統一起來照顧病人，可以協助分攤很多的壓力跟責任。例如：請親友鄰居協助半天或一天的照顧、協助送餐、家務整理、採買日常用品等等。只要是可以運用協調的家庭成員、親戚、朋友甚或鄰居，就等於有更多的人力支援，可以分攤照顧的重擔，以避免只有少數人承擔，讓主要照顧者能有喘息的機會。

比如說罹患失智的媽媽怕她走失，多數時間只能在家，但主要照顧者也有需要外出的時候，這時，可請舅舅或是阿姨方便時到家裡陪伴媽媽，阿姨也會帶著媽媽愛吃的點心或食物來探視，不同的餐點，可讓媽媽或照顧者獲得多元的飲食變化外，也可減輕照顧者做飯做菜的負擔，並且更能感受到親友們的關心，讓心充滿愛與溫馨。同時，媽媽與阿姨還能促膝話當年，讓媽媽能和姊妹談心解悶，也可以讓照顧者獲得些許緩解和處理個人事務的時間。親友間幫忙分攤、扶持，是很重要且溫暖的力量。

長期照顧一個失能或生病的家人，是一條辛苦的漫漫長路，要了解個人的力量有限，適時對外尋求親友的支持與協助，才能讓我們在照顧家人與保持自己原有生活之間取得較好的平衡點，而親友間的相互扶持與相互打氣的力量，將可以讓這份長期照顧的重責大任走得更長、更遠。

長期照顧病人面對的經常是灰色場景，例如長者對於生命即將面臨終點的恐懼、面對疾病的痛苦、生活的沮喪等等，這在在都影響著照顧者的生理與心理。所以，一定要好好關照自己，找時間自我放鬆，做做運動、聽聽音樂、散散步，做適度的休息，甚至外出踏青、跟朋友吃飯聊天等等，幫助自己抒發整天照顧病人的壓力，以免發生失眠、憂鬱、恐懼等因長期照顧所衍生的負面情緒與負面行為反應。另外，利用呼吸技巧也可以讓自己放鬆喔，當時間並不是太多，但有些情緒必須抒發時，請閉上眼睛，將所有注意力集中在呼吸上面，慢慢地吸上一大口氣、再慢慢地吐出，同時請想像自己從腳底、小腿、大腿到頭都已經放鬆了，並且重複做幾次，這時全身都會處於極度放鬆狀態，而且會覺得身體很軟、很輕……心情自然會鬆懈下來，這個放鬆技巧還能幫助睡眠。

善用社會資源的協助

長期照顧者在經年累月面對受照顧者下，經常身心疲乏，尤其現在家庭成員結構也不像以往的大家庭般，可以提供協助的親友很有限，經濟上的支援也是一般，因此，常常都是自己苦惱所有一切事情，嘗試著自行承擔。其實，政府與社會福利團體都有提供相關的支援與協助，可以適度地運用，減輕肩膀上的壓力與責任。

‧縣市政府提供喘息服務

各縣市政府都設有長期照顧管理中心，受理申請喘息服務，例如：居家照顧服務、日照中心、家庭托顧、機構暫托、交通車接送、送餐等服務，讓照顧者可以獲得一個暫時休息的機會，利用這段時間好好休息或是安排自己的活動，離開照顧的情境，不用一天二十四小時都處在照顧病人的狀態中。休息是為了走更長遠的路，一定要留一些時間與空間給自己。如果家有失能者，台北市政府則一年提供十四至二十一天喘息服務。

・社福機構提供協談與照顧技巧諮詢

針對長期照顧，台灣也有不少社會福利機構，如「中華民國家庭照顧者關懷總會」以及許多醫院社工室，經常會舉辦與照顧者有關的團體輔導活動。建議照顧者可以多參與這類型團體活動，可以彼此分享照顧過程的經驗與心得，討論照顧上面臨的各種難題、相互分享資訊與支持打氣，同時在專業人員的指導下，學習放鬆身心及舒緩壓力的技巧。

另外，「中華民國家庭照顧者關懷總會」是專為家庭照顧者所設立的支持平台，在這裡可以找到各方的資源協助，包括相關心理協談、照顧技巧、經驗分享等資訊，建議多加運用。

・適時尋求社工或心理師諮商的心理支持

每個人都可能會有情緒，也會有低潮的時候，長期照顧者更是容易出現，千萬別讓自己的情緒處於低潮，當需要支持及心理輔導時，可找尋專業人員的協助，透過社工師或心理諮商師的諮詢或晤談，讓情緒困擾獲得支持。一般醫院社工室、社服室都有社工師或心理師的編制，或是撥打1980（依舊幫你）——張老師諮詢專線，在需要的時候找個人聊聊。

另外，0800-580-097（我幫您——您休息）是由「中華民國家庭照顧者關懷總會」專為家庭照顧者所設置的免付費諮詢專線，有專人傾聽照顧者的辛苦與照顧壓力，並且介紹照顧過程中所需要的照顧服務及社會資源。

・申請政府或民間相關補助減輕經濟負擔

長期生病的人得面臨就醫治療、長期照顧、輔具使用及復健的龐大經濟壓力，若有需要可以評估資格，向政府或民間單位申請相關補助。

例如：社福重大傷病卡、身心障礙證明申請——可減免醫藥費、取得交通、停車、生活上各項福利。以及善用民間及政府資源，例如急難救助金、醫療費補助等經濟補助。

‧輔具借用與補助申請

生病後或復健時所需要使用的各種輔具，例如：枴杖、輪椅、電動車、助行器……不一定要自己花錢買，只要符合相關資格，就可以向政府申請補助購買或是免費借用。依不同身分別，如老人家、身心障礙者、職業災害者等享有不同補助。

關心照顧者的心理情緒

照顧者求助心理諮商的案例中，一半以上照顧者的心理困擾與身旁家人有關。照顧者常聽到家人和他講的話如下：

1. 你的家人都生病了，你還整天往外跑！
2. 你為什麼照顧不用心認真一點？這樣病人就不會常出狀況！
3. 你怎麼那麼愛錢啊，每個月我晚幾天給你錢會怎樣嗎？
4. 你在家照顧沒什麼事要做，和我的工作比起來根本沒壓力！
5. 你整天想著兄弟姊妹要怎麼分工照顧媽媽，身為媳婦沒有一肩扛起照顧責任，表示你沒有愛我的家人，你只想要推卸責任？
6. 為什麼每個月給你的錢會不夠用？你到底把錢花到哪裡？

7.我們自己家裡的事都忙不完了，你有困難請盡量不要找我們。

請同理照顧者的心情

有部分照顧者的家人因為不認識照顧工作、缺乏同理心，會講出些聽起來很冷漠的話，請試著想想以下幾個問題，來增加自身對照顧者的同理心：

1.醫院看護人員的鐘點時薪是多少錢？你給照顧者多少薪水？

2.請算一算受照顧者每個月需要多少醫療費用、照顧耗材、輔具費、交通費、尿布、營養品費用、三餐費用，再想想你每個月給的錢是足夠的嗎？

3.想像一下若你整天、每天都被你的家人綁在家裡，沒有時間出去做自己的事，請問要是你，會有什麼感受或困擾？

4.看護人員是受過專業訓練的人，你是否拿期待看護人員的標準套用在一般照顧者身上？

照顧者的心理調適與權利

長期照顧家中罹病長者或失智、失能患者是非常辛苦且難為的，即使在有良好準備的狀態下開始照顧歷程，照顧者仍常在無形中把太多壓力加諸在自己身上，這不僅會影響自己的日常生活，甚至會造成身體上的不適。因此，照顧者學習自我壓力的調適，使自己在照顧過程中不至於崩潰，是非常重要的。

・照顧者的十大心理調適

1. 我健康，患者才健康。
2. 有足夠休息，才能照顧好患者。
3. 支援愈多，愈能事半功倍。
4. 一定有人可以協助我。
5. 情緒應疏通，不應阻塞。
6. 我做的是很有價值的事。
7. 肯定並獎賞自己。
8. 應多與他人交流與學習照顧技巧。
9. 寫下照顧日誌，方便他人接手。
10. 運用資源協助照顧工作，維持正常的社交活動。

·照顧者的十大權利

1. 我有權利照顧自己。這不是自私，這可以讓我提供更好的照顧。
2. 我有權利尋求別人的幫助，因為我了解自己能力與耐力的限度。
3. 我有權利和受照顧親人仍健康時，一樣地維持我的個人生活。
4. 在合理的範圍內，我有權利做一些只為我自己的事，我了解我已經做了我能為受照顧親人做的事。
5. 我有權利偶爾生氣、憂鬱以及表達其他困擾的情緒。
6. 我有權利拒絕親人有意無意經由罪惡感、生氣、憂鬱來操縱我。
7. 我有權利接受他人的體恤、情感、諒解以及接納我對受照顧親人所做的事。
8. 我有權利對我所完成的事感到自豪，為我的勇氣鼓掌。
9. 我有權利保護我的個體性，保護追求個人生活的權利。當受照顧親人不再需要我全時間照顧時，這可以支撐我生活下去。
10. 我有權利期待並要求國家對受照顧患者及照顧者有進一步的協助。

資料出處：出自「台北市政府失智症服務網」

單元一

安心小叮嚀

六句話常常講，給予照顧者力量

1. 你若生病要去看醫生、外出買東西繳費或想出去走走透透氣，請儘管和我說，不要因為照顧過度犧牲你自己。
2. 有任何需要我們幫忙的地方請儘管提出來，因為家人應該一起面對問題，照顧的問題不是你一個人的事情。
3. 照顧是大家共同的責任，不需要把所有責任都攬在自己身上，來證明自己是好媳婦、好女兒、好兒子，你本來就是好媳婦、好女兒、好兒子！
4. 盡力就好，不要責怪自己、要求自己太多，轉念放輕鬆一點，自己的身體也要顧。我們愛你，希望你健康。
5. 不要因為放心不下病人而不敢出去，多出去走走參加喘息紓壓活動，或上一些專業照顧課程，可以紓解壓力，也可以提升你的照顧工作效能。

6. 謝謝你願意在家照顧生病的家人，因為有你的付出，大家得以繼續工作賺錢維持家計，你很重要，你要肯定自己的價值！

只要家人一句貼心的話語、正面的話語，就可以給予照顧者憂鬱無助的心情很大的力量和幫助！

參考資料：

1. 愛的健康服務iE身心困擾篇／周夢湘、伊瑪編著——豐禾出版（2002）

2. 照顧服務員訓練教材／中華民國老人福利推動聯盟編印——內政部出版（2005）

3. 社團法人高雄市家庭照顧者關懷協會（網址：www.caregiver.org.tw）

單元二

照顧者的舒緩壓力運動

長期照顧者長時間照顧受照顧者，經常會成為家庭中另一個最容易倒下的人，如何減輕舒緩相關身心疲勞的症狀，除了情緒的照顧，也需要做些輕運動，讓自己減輕情緒與身體可能產生的疲乏。

睡前輕度伸展運動

根據家庭照顧者關懷總會針對服務對象的統計顯示，家庭照顧者平均照顧年數為六~七年，每天照顧時數長達十四小時，八成以上的照顧者最希望可以好好放鬆休息、睡個好覺。而一項針對家庭照顧者的睡眠情況調查更指出，只有兩成的照顧者能夠連續睡眠超過四小時，有八成的人必須隨時保持在淺眠、警醒的狀態中，更有一成八的照顧者必須依靠藥物入睡。能夠重新找回良好的睡眠品質是長期照顧者最重要的事情之一，如何擁有、提升睡眠品質？除了保持良好的飲食習慣、讓自己擁有固定的放鬆與活動時間外，也可以適度進行伸展運動。

睡前輕度伸展運動

按揉或拍打腳底

睡覺前，進行輕度的伸展運動，適度活動舒展身體。特別是腳底因為整天長時間站立或走動，其所累積的疲勞遠超出想像。適度按揉或拍打腳底，可以促進血液循環、消除疲勞，尤其在無法成眠的夜裡更需要。

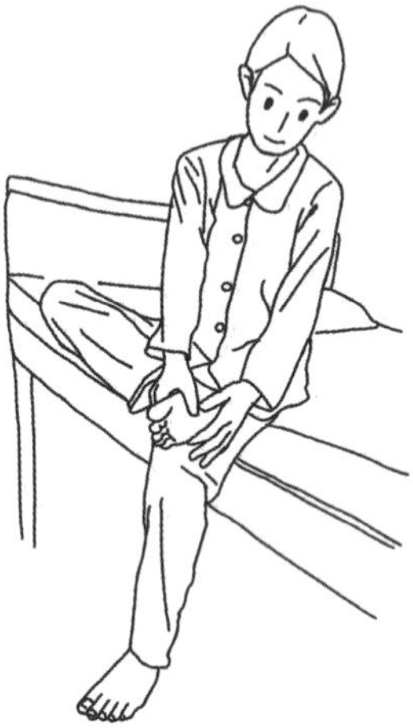

手頸關節伸展運動

平躺於瑜伽墊或是床上，將雙手握緊再打開，充分伸展手腳、頸部及關節。進行伸展運動時，可同時搭配腹式呼吸。做完後會感覺神清氣爽，身體將由內而外清醒過來。

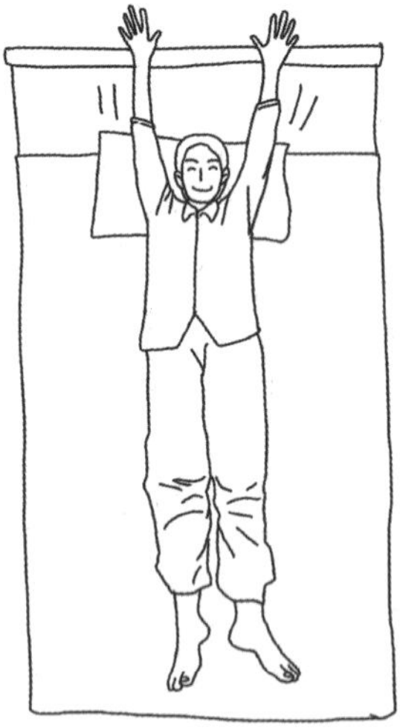

防腰痛體操

在長期照顧的過程中，可能需要攙扶受照顧者起身、為受照顧者洗澡等等許多類似彎腰的動作，這都會對肩膀及腰部造成負擔，於是腰痠背痛與肩膀僵硬等問題隨之而來。身體疲勞，慢慢地也會造成心理的疲勞與壓力。希望長期照顧的生活能持續，消除身心疲勞非常重要。

如何放鬆肩膀與腰部肌肉，在家中也能輕鬆做。但千萬別心急，剛開始可以做五次為目標，習慣後再慢慢遞增，每個動作速度盡量放慢，以一定的節奏進行，不要利用反作用力，時間不一定要很長，一天只花十五分鐘也可以，最重要是持之以恆。

臀部及腹部肌肉鍛鍊

步驟①

地上仰臥，將雙手放在腹部上，使用腹部力量將雙膝立起。背部緊靠地面，肩膀到臀部要確實抵住地面，若有空隙，會對腰部造成無謂的負擔。

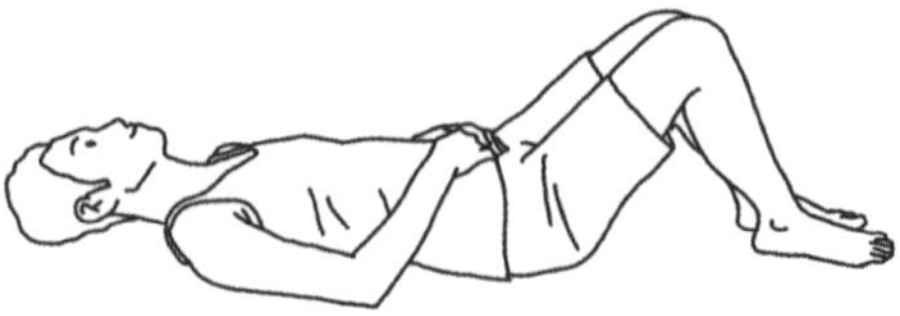

步驟①

步驟②

腹部用力，臀部用力緊縮肛門，頭部上抬，眼睛望向肚臍，讓臀部稍微抬起。頭部上抬時，切記上半身不要抬起，肩膀到腰部仍要緊貼地面。

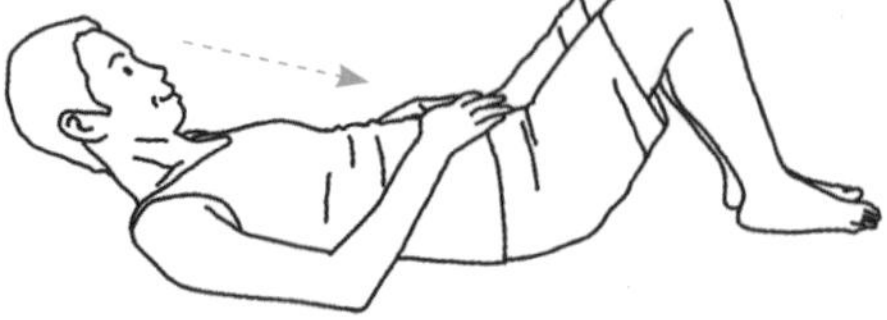

步驟②

腹部肌肉鍛鍊（腹式呼吸）

步驟①

仰臥，雙手放在雙頰旁，雙膝張開與肩同寬，背部緊貼地面。挺起雙膝，用鼻子深深吸氣。如果背部與地面有空隙，會給腰部帶來負擔。

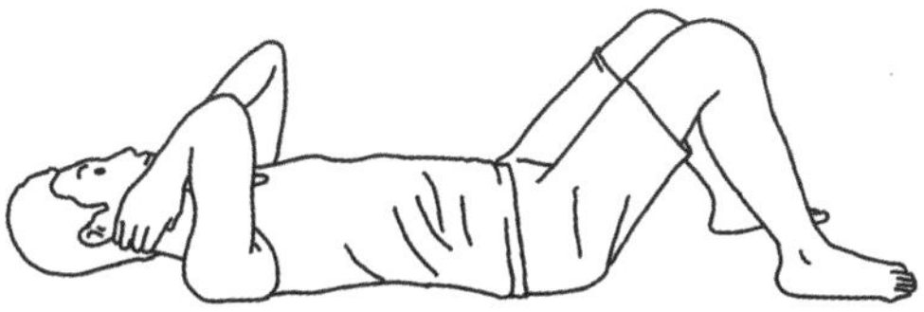

步驟①

步驟②

用嘴巴吐氣，慢慢抬起上半身，靜止五秒。如果動作無法完全執行，肩膀可稍微抬起。

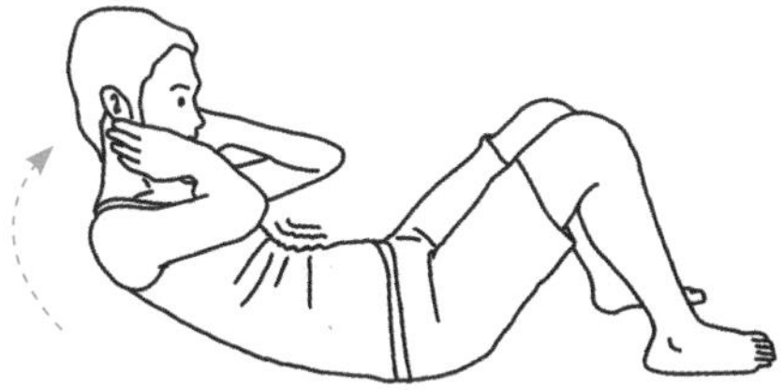

步驟②

伸展腰部肌肉

步驟①

仰臥，鼻子吸氣，雙手抓膝將雙膝屈起。

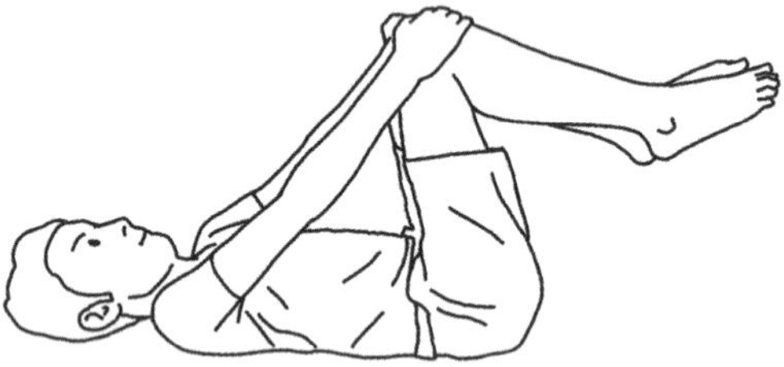

步驟①

步驟②

鼻子吐氣，將膝蓋往胸前拉近，直到碰到胸部。鼻子吸氣，雙膝回到原來的位置。若能張開雙膝抱在胸前，效果更佳。

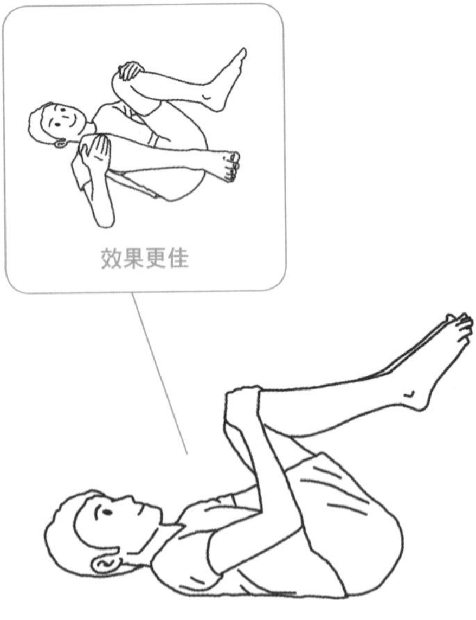

步驟②

腰痛發作時的舒緩方式

方式①

在頭部下方及雙膝下方放置枕頭仰臥，將雙膝挺起，腰部放鬆。

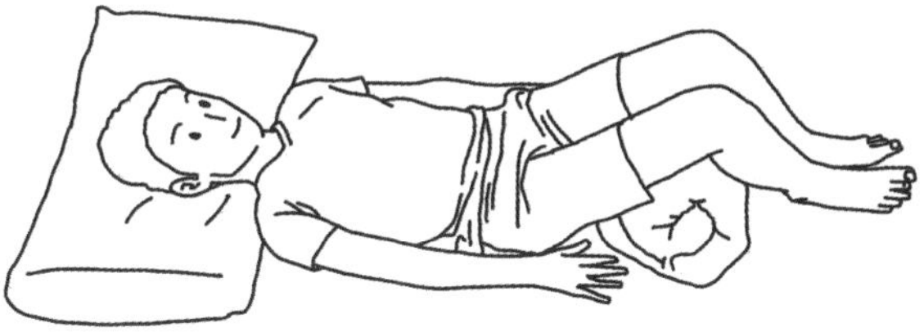

方式①

方式②

側臥，將背部像蝦子般弓起，眼睛看向肚臍。

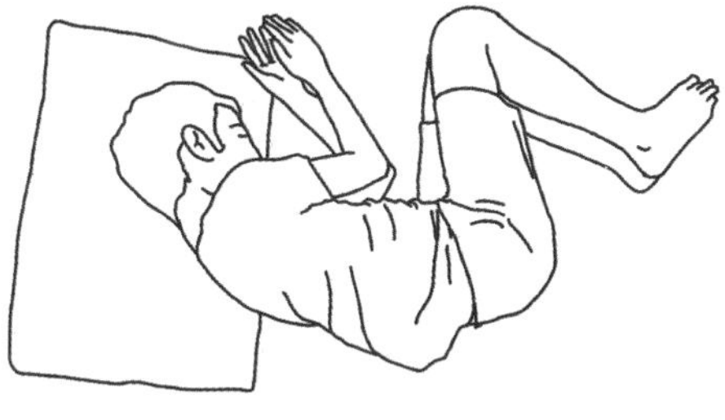

方式②

肩膀僵硬時的舒緩方式

方式①

下巴上抬，緊閉嘴巴，將頸部慢慢地、往前後、左右方向伸展彎曲，不可使用反作用力。

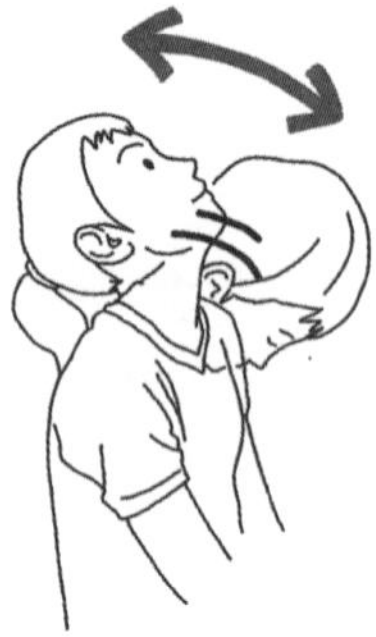

方式①

方式②

將單側手臂往旁邊伸展，用另一隻手臂扶住往後拉。兩隻手相互交換做。

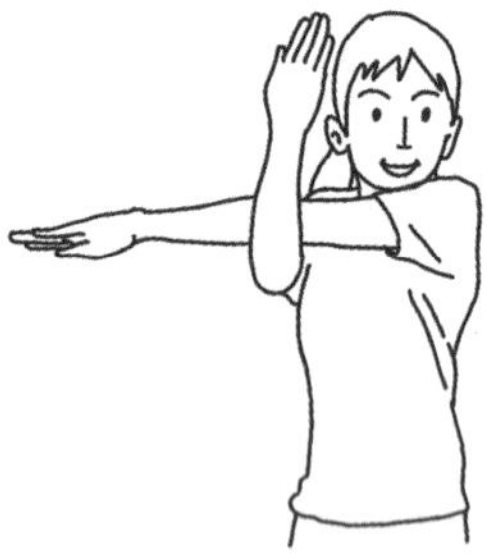

方式②

方式③

將單側手臂盡量往上舉，手肘彎曲，再用另一隻手拉彎曲的手肘。兩隻手相互交換做。

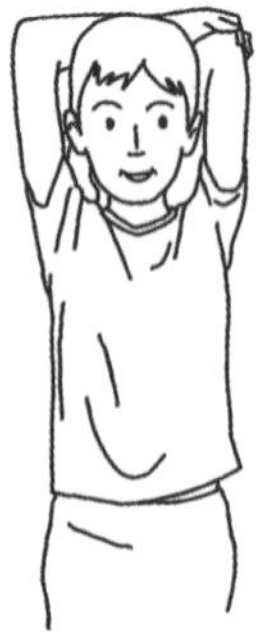

方式③

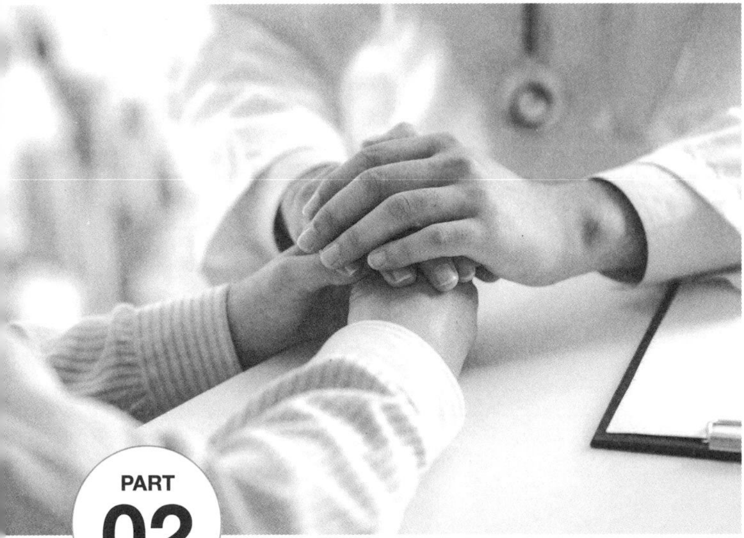

PART
02

最簡單卻是最困難的……

——衣著篇

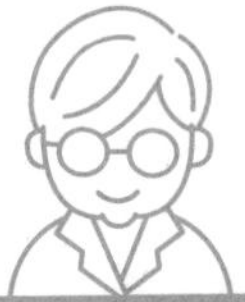

Author's advice

關於衣著方面的照顧上有許多心理因素比較容易讓人忽略，或者是因爲不了解而無從改善，像是從外著衣的選擇到功能性內褲或功能性尿褲的選擇，更進一步的是如何自行如廁到由他人換尿布的心境轉換，這些都告訴我們應當重視失能長輩的心情變化。許多照顧上的爭執皆是由前述心理因素演變而來，唯有理解才能同理，同理才能減少照顧上的摩擦，畢竟營造良好的照顧互動才是減少彼此壓力的根本之道。

相對而言，穿脫衣的技巧、自行穿脫衣輔具的認識以及自行如廁的輔具選擇就容易許多了。可是這些輔具目前的使用普遍性依然不高，可見我們還有許多的進步空間呢！不過，學習使用輔具讓失能長者「自主自立」生活，絕對是讓照顧品質大大提升的重要項目。

陪他們一起穿對衣服

年長者的行動會隨著年齡的增長逐漸變得遲緩，也有部分因病或意外導致行動不便的受照顧者，因此，在生活起居的各種層面上都會產生不方便或障礙，需要照顧者的協助與照顧。雖然他們的生命有如蘆葦般飄搖，但仍有他們的堅韌與堅持，所以，在照顧的過程中，我們會強調要顧及受照顧者的尊嚴，並且視受照顧者的患病情況或遲緩現象輕重提供適切的照顧。如果可以，還是要以協助受照顧者能自行處理一切生活事物為前提作為照顧準則。

我們在生活上不外乎食、衣、住、行及育樂等五個面向，我們將從這五個生活層面提供照顧者照顧技巧與方式。

穿脫衣物大有學問

關於穿、脫衣，我們可能很難想像，這麼簡單的一件事情，受照顧者會做不來？的確，大多數老人家如果是因為年齡漸長，基本的穿衣、脫衣應該不困難，但就是因為年紀變大了，行動變得緩慢了，有時候對於穿脫衣物也會出現困難，加上對於溫度的敏感度會變差，有時候，該如何選擇適當的衣服穿著也有難度。至於原本就因為患病、失智或意外行動不便的受照顧者，有時即便是最簡單的開襟式衣服穿著，對他們來說都是一種考驗。

但是，穿衣、脫衣對於受照顧者來說，也是件最「體己」的事情。因為選擇最貼身的衣物到外出服，都是學問，貼身衣物的穿脫會有肢體肌膚上的接觸，而外出服可關係到受照顧者的外在形象與美觀，受照顧者的心理會產生許多情緒。所以，照顧者與受照顧者彼此要能夠建立信任才好。

至於穿衣的準則，要提醒照顧者必須隨時注意氣溫的變化加減衣服，衣物的選擇也要盡量簡化。前述提過，以協助受照顧者自己能穿衣為前提，當他們無法順利完成時，再由照顧者來代勞。因此，能夠協助受照顧者依照穿衣的順序，將衣服依序擺好，之後再一個動作、一個動作，給予受照顧者簡單的提示，例如「先把右手穿入右邊袖子、再將左手穿入左邊袖子」等等，讓受照顧者能獨力完成穿、脫衣的動作。保持受照顧者的自尊心與獨立感是最重要的照顧原則。

體貼受照顧者選擇衣物

每個人在慢慢邁入遲暮之年時，心境會出現許多轉折，有種「夕陽無限好，只是近黃昏」的慨歎與無奈，而對於年紀不大卻長期罹患慢性病，或是因意外導致身體不便的受照顧者來說，更會對於自己的遭遇有挫折、自怨自艾的情形出現，因為即便是一個將手伸直或彎曲的動作，對他們都是艱困與痛苦的，也會因此讓他們對於身體的各種接觸與感受變得更為敏感。而衣服是最貼近他們身體的部分，所以，在衣服的選擇上最重要的是考慮受照顧者的心情。材質部分請以舒適為主，顏色方面則多選擇光鮮、柔和有朝氣的顏色，讓受照顧者能感受到開朗有活力，並以受照顧者所喜歡的服裝款式為主，讓受照顧者的外觀盡可能與一般人相同，讓他們易於融入群體。

受照顧者衣服的款式由內到外可分為內衣、居家服、外出服及尿布等，另外，從頭到腳包括帽子、手套、襪子、鞋子等配件也都在選擇考量之中。衣服包括帽、襪、手套等的材質以舒適為主要考量，款式則以容易自理、穿脫方便等功能性為首要選擇原則，盡量避免毛、皮等材質的選用。

視受照顧者的狀況選擇內褲、尿布

貼身衣物的選擇，以舒適容易吸收排汗的材質為首要條件，例如棉質衣物。另外，可預先準備免洗褲與護墊，若受照顧者開始發生漏尿情形、需用到尿褲時，可從護墊式失禁內褲、復健褲開始嘗試，以維持受照顧者的尊嚴。

一般來說，平均年齡在七十～八十歲左右，最好就讓老人家開始漸進式地使用護墊式失禁內褲、復健式內褲，讓他們能夠逐漸習慣並舒適地使用。由於年紀漸長，肌肉括約機制會變差，常常會因為一個噴嚏或咳嗽，或是因為無意識的膀胱收縮，就產生漏尿也就是尿失禁的情形，至於嚴重程度則是因人而異。

面對這種情形，如何讓受照顧者能舒適度過每一天，就有賴內褲和尿布等用品的選擇。目前市面上有許多相關產品，例如某些功能性內褲，通常會較一般內褲還具有較強的吸水性與防水性，可以讓使用者長時間外出時，能安心、放心。它的款式種類包括有褲型、平面型及護墊型等，建議按照受照顧者的身體情況與使用目的相互搭配使用。

褲型中的尿褲，又稱為「復健褲」，因為有防漏褶邊設計，所以能緊貼身體，不會因為從坐姿中站起導致滑落情況。而且，因為可以單手輕鬆穿脫，受照顧者也能自己上廁所或使用攜帶式馬桶椅，自行解決排泄問題，這也可使用在受照顧者不包尿布的訓練期間。若是失能者，建議在白天使用一般型內褲，夜晚則使用夜間型尿褲。

1. 失禁褲：強化股間的吸水性，可以吸取少量的尿液，而且可以重複洗滌，是較為經濟的選擇。
2. 防水褲：強化股間的防水力，是一種多重構造的失禁褲。種類很多，從輕度尿失禁到多量尿失禁等功能都有。
3. 復健褲：有褶邊設計，防漏功能好，也就是所謂的尿褲，可使用於多量尿失禁。大多用於失能合併失禁初期與失智。
4. 重複黏貼尿褲：和紙尿褲的性質相同，穿脫方便，若是穿得不好可以打開後重新再穿，有不同大小規格，與尿量吸收款式。大多用於長期慢性疾病臥床者。
5. 吸尿護墊：適用於輕微漏尿或有漏尿現象初期，可與一般內襯尿褲做搭配使用。款式有薄型、可吸收、凝固尿液的高分子材質型、平面式護墊、有褶邊式護墊，背膠可供黏貼。

漏尿量少或普通

如果漏尿情況輕微，只是一點點，可選擇失禁褲，配合受照顧者的喜好與情況選擇款式，如果擔心不夠安全，可搭配吸尿護墊使用。若較重視吸水性，建議選用防水褲，可吸收大量水分。如果受照顧者不習慣穿失禁褲或對於穿著失禁褲仍有心理障礙，也可以在他（她）平時所穿的內褲裡面墊上吸尿護墊，同樣能達到舒適效果。

如果有事外出，或是有旅遊計畫，會長時間在外，建議可穿著失禁褲，裡面再加墊吸尿護墊，就可安全無虞。

漏尿量稍多

若是漏尿量較多，建議使用褲型尿褲，也就是復健褲，除了吸水量大，而且因為有合身的褶邊設計，可以緊貼身體，防止尿液漏出。這種尿褲現在都有棉製材質，穿起來和一般內褲感覺一樣，不會造成不舒服或負擔。如果需長時間外出，可以加墊吸尿護墊讓防護升級。

漏尿量多

一般來說，漏尿量多通常會發生在受照顧者大多長時間臥床。這時候，建議使用含高分子吸收體的尿褲或是黏貼式尿布，由於高分子吸收體能凝固尿液，不致讓受照顧者因尿多而感到不舒服，也可減少更換尿褲的次數。而黏貼式尿布則是將布尿褲與紙尿布結為一體，這種類型的尿布可配合體型胖瘦，由兩邊黏貼固定的方式，依照用途選用。

若受照顧者因病需長時間臥床，可將布製尿褲、紙尿褲和布製的尿布、紙尿布搭配使用，中間只需將紙尿布和布製尿布替換就好，等到受照顧者的身體健康好轉，漏尿情況改善，就可調整使用的搭配方式。

✚穿脫衣服以患肢先穿脫為原則

受照顧者經常在換脫衣服過程中，有些扭捏或不好意思的情況。我們一再強調也提醒照顧者在衣著照顧上要給予受照顧者時間準備，善用各種輔具協助受照顧者可以維持自理，提供適時的幫助，若真需要依靠照顧者來脫換時，請記得要維護受照顧者的尊嚴。

在長期照顧的領域裡，有一個用語是「穿患脫健」，是指穿衣服時要由麻痺的那一側也就是「患側」穿起，而脫衣服時要由健康的那一側也就是「健側」脫起，各種衣服的穿脫只要依據這「穿患脫健」原則，就可以順利完成。

首先，在浴室或臥室的脫衣處，準備一個坐下後雙腳可以確實著地、高度適中並且穩固的椅子，之後就可固定坐在這張椅子上穿脫衣服。此外，建議選擇具伸縮性材質的衣服，在穿脫時會比較輕鬆。

此外，為了穿脫衣方便，除了固定脫衣處外，脫衣處最好能設有座台或是扶手，方便受照顧者自行穿脫衣時有輔助著力的地方。

圓領衣服脫法

① 將衣領抓起

請受照顧者用健側手抓起衣服，低頭將衣服往上拉起。

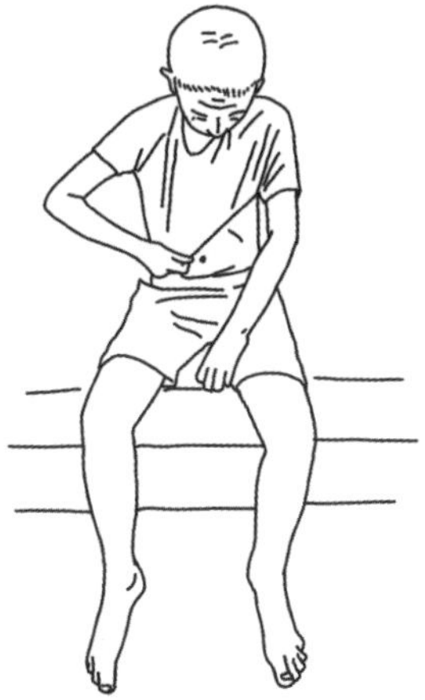

步驟 ①

② 將頭伸出衣領

用健側手抓住衣服並拉出頭外。

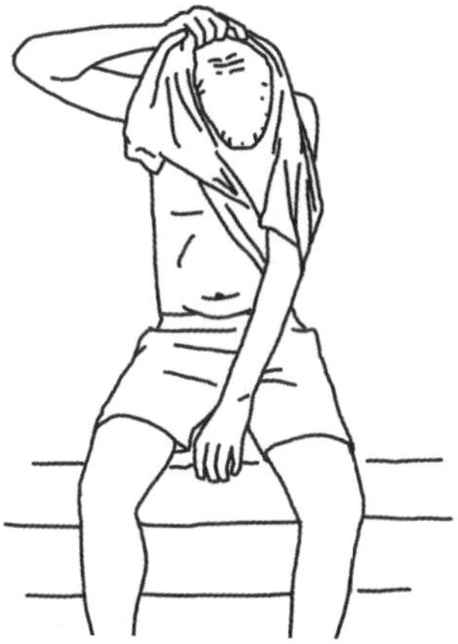

步驟 ②

圓領衣服脫法

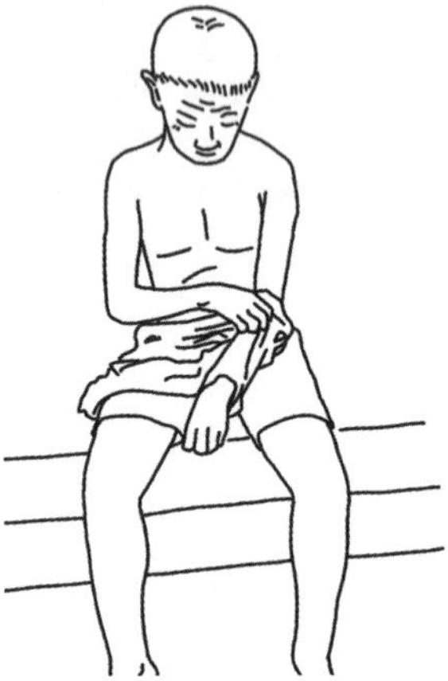

③將健側手抽出

將衣服挪至下臂，再抽出健側手。

步驟③

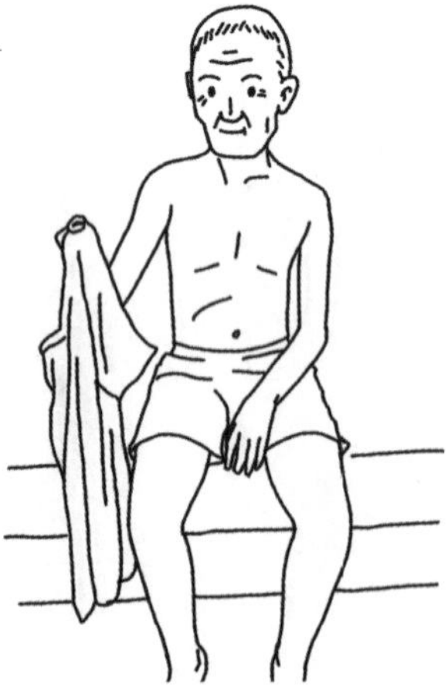

④將患側手抽出

用健側手抓著衣袖，將衣服由患側手抽出。

步驟④

開襟式衣服脫法

① 解開鈕釦

請受照顧者用健側手解開衣服的鈕釦，如果有困難，照顧者可提供協助。

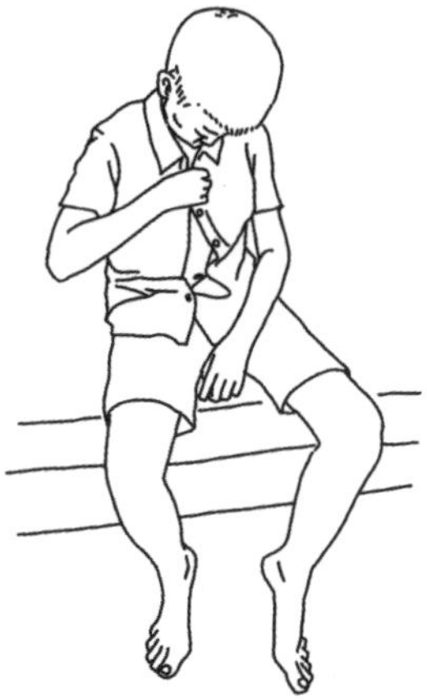

步驟 ①

② 挪動衣服

請受照顧者將身體往患側傾斜，讓衣服可由健側肩膀下挪。

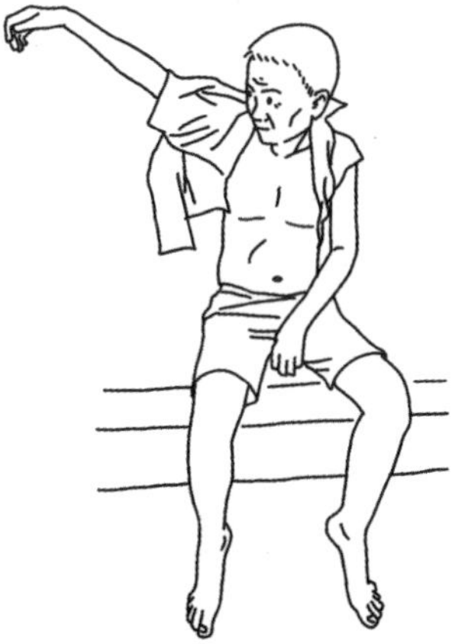

步驟 ②

開襟式衣服脫法

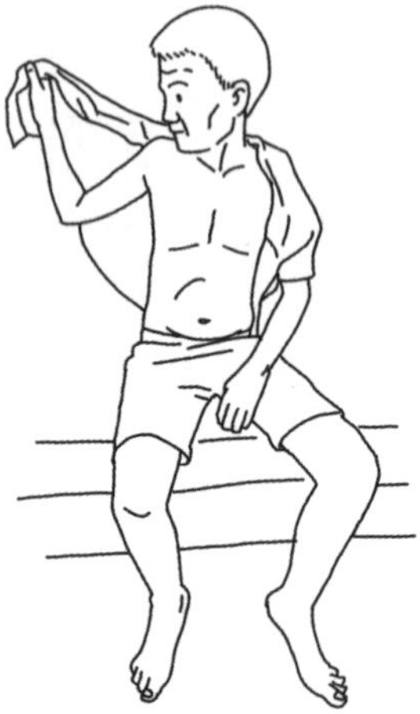

步驟 ③

③ 將健側手抽出

抽出健側手，讓衣服滑落至背後。

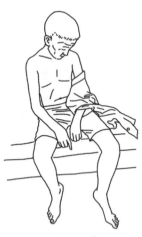

步驟 ④

④ 將患側手抽出

用健側手抓住衣服，將衣服由患側手抽出，或是解開衣服上方的兩顆鈕釦，再以脫圓領衣服的方法，脫下開襟式衣服。

長、短褲脫法

① 將長褲或短褲往下拉

請受照顧者自己解開皮帶或魔鬼氈，盡量將褲子往下拉到臀部以下，最好能露出臀部。

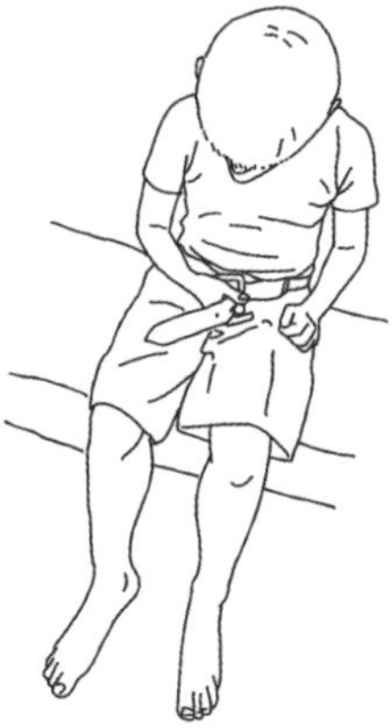

步驟①

② 讓長褲或短褲往下滑落

請受照顧者用手扶著座台或扶手站起來，讓長褲或短褲往下滑落到腳踝。

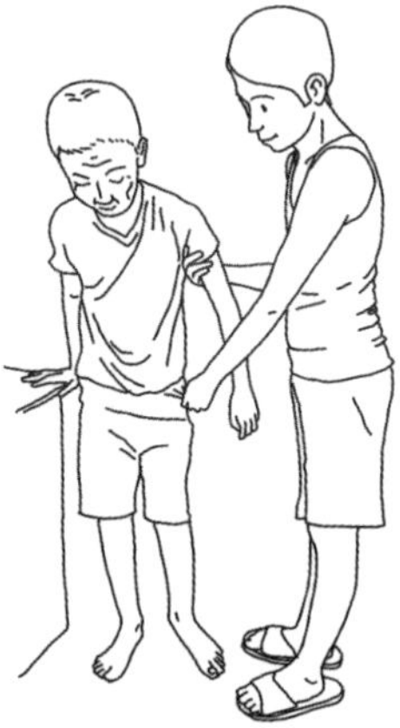

步驟②

長、短褲脫法

③抽出健側腳

讓受照顧者坐回椅子，將健側腳從褲中抽出。

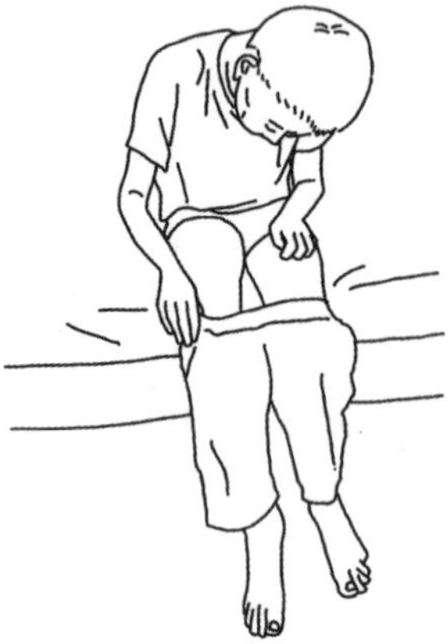

步驟③

④抽出患側腳

請受照顧者用健側手將患側腳往身體方向挪近，從患側腳將褲子拉出。

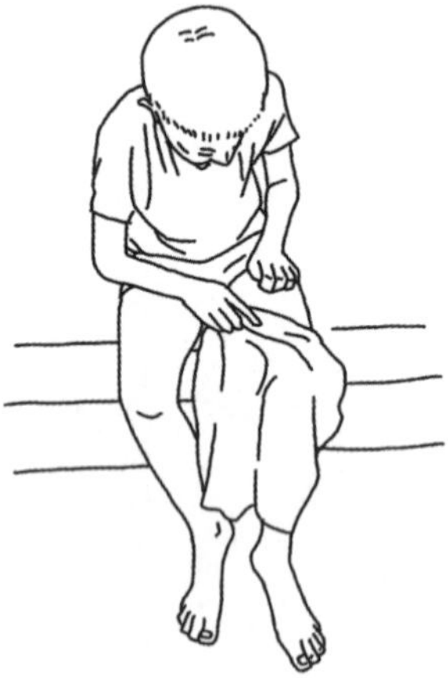

步驟④

無法站起時的脫褲法

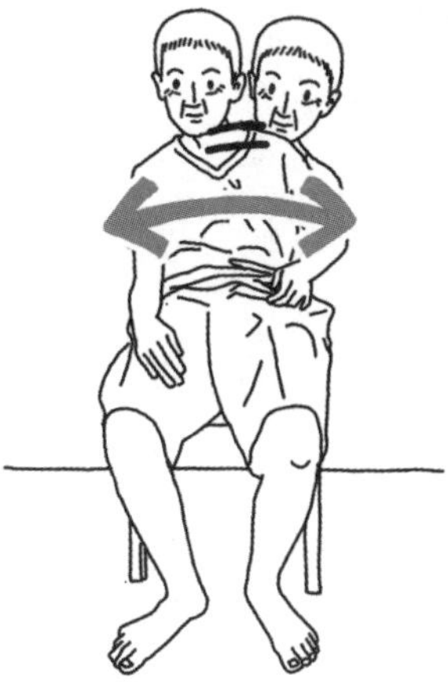

步驟①

①左右挪動

請受照顧者坐在椅子上，將身體左右交互挪動。

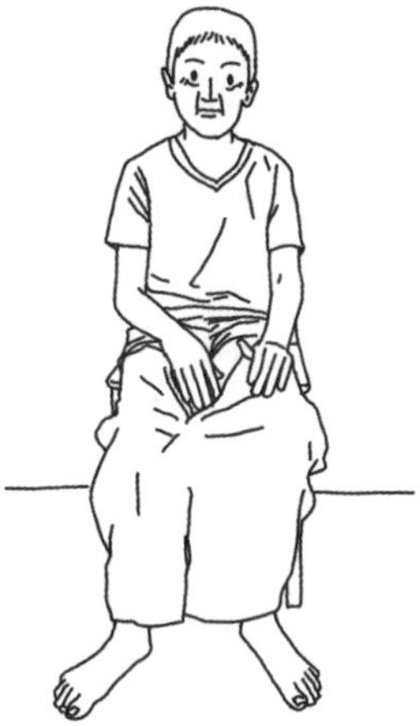

步驟②

②脫下褲子

慢慢將褲子往前褪下，照顧者必要時可提供協助。

穿衣服採坐姿較為輕鬆

關於衣服的穿脫，躺在床上穿脫衣服是最常介紹的一種方法，但這主要是針對無法起身的病患或重度障礙者所建議的使用方法。

受照顧者只要能起身，通常就可以坐在椅子上穿脫衣服，而這對照顧者及受照顧者來說，是雙方都比較輕鬆的方式。建議準備一張穩固的椅子，之後便可以固定坐在這張椅子做穿脫動作。

穿衣服的基本原則，仍然是「穿患脫健」，和脫衣服的順序剛好相反，先從患側手開始穿起。

圓領服穿法

①將患側手穿過衣袖

請受照顧者用健側手抓住衣服，讓患側手穿過衣袖。

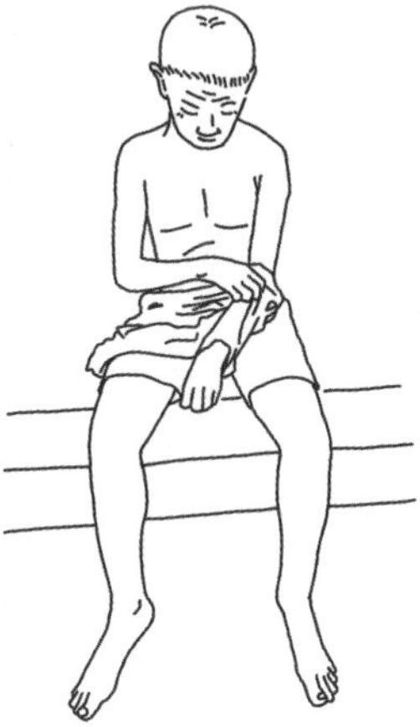

步驟①

②將衣服往頭上蓋

用健側手拉起衣服，讓衣服往頭上蓋。

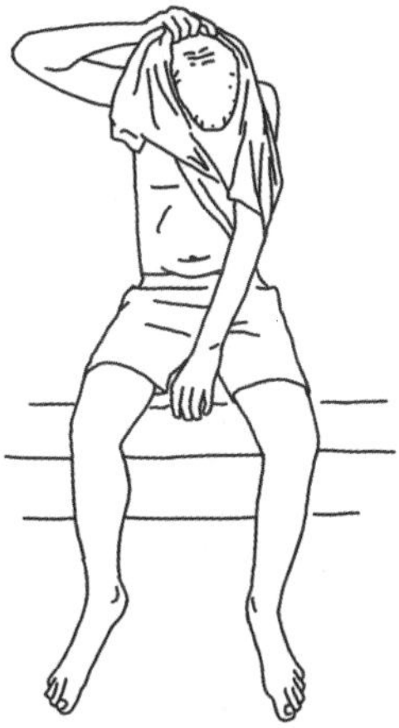

步驟②

圓領衣服穿法

③將健側手穿過衣袖

頭伸出衣領後，讓健側手穿過衣袖。

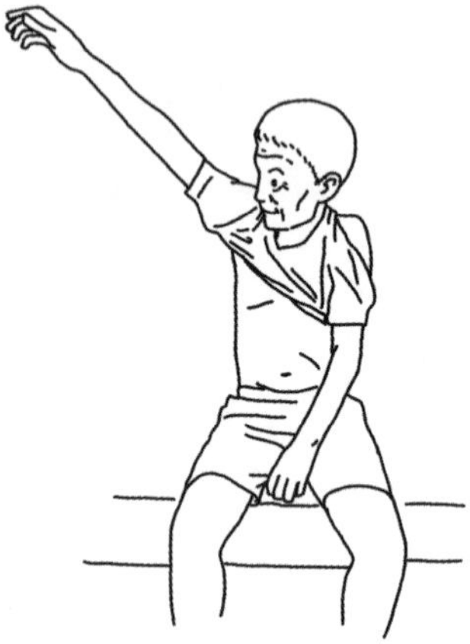

步驟③

④將衣服往下拉好

用健側手抓住衣服，並將衣服往下拉好。

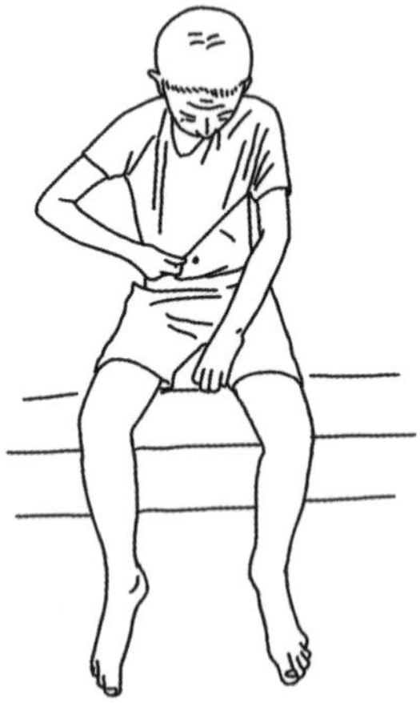

步驟④

開襟式衣服穿法

①將患側手穿過衣袖

請受照顧者用健側手抓住衣服，讓患側手穿過衣袖。

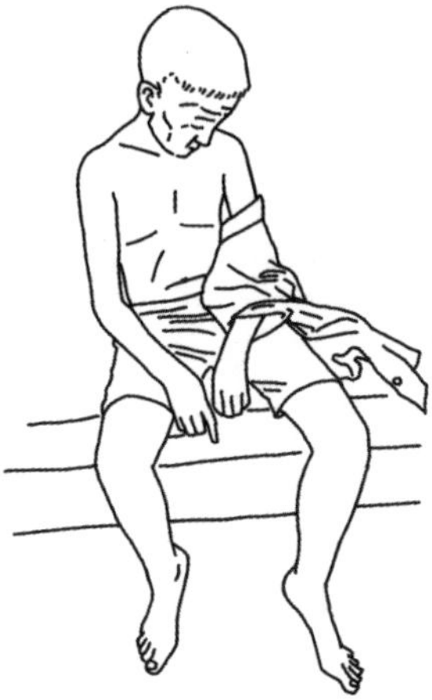

步驟①

②披上衣服

用健側手抓住衣服，讓衣服披在背上。

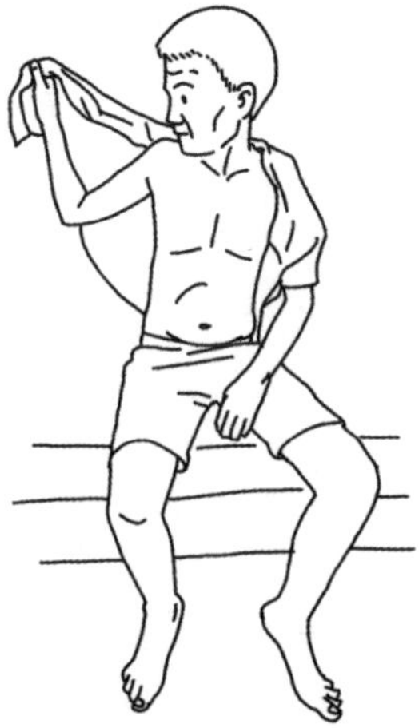

步驟②

開襟式衣服穿法

③用健側手穿過衣袖

讓健側手伸入披著的衣服內，穿過衣袖。

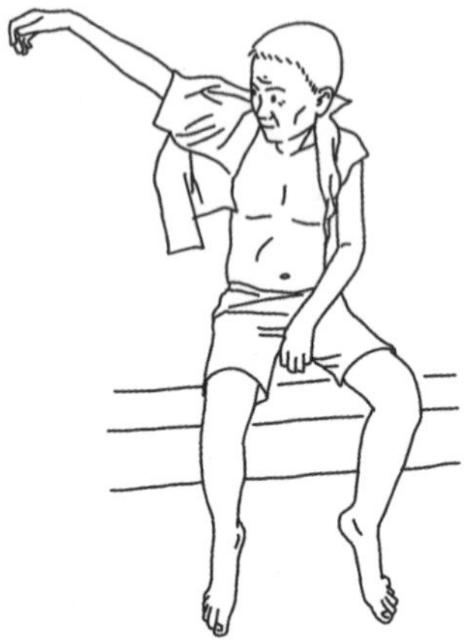

步驟③

④扣上鈕釦

請受照顧者用健側手將鈕釦扣好。如有困難時可提供協助，或是先暫時解開衣服的上方兩顆鈕釦，然後以穿圓領衣服的方法穿開襟式衣服。

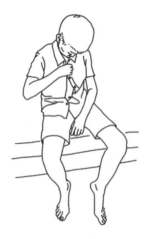

步驟④

長、短褲穿法

① 先將患側腳穿過褲管

請受照顧者用健側手將患側腳往身體拉近，讓患側腳慢慢穿過褲管。

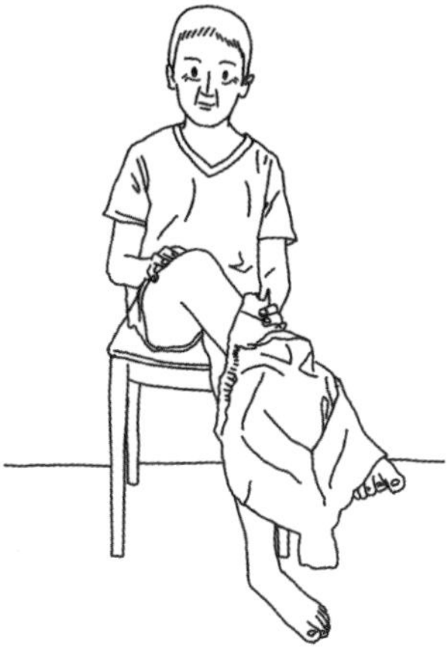

步驟①

② 再將健側腳穿過褲管

將健側腳慢慢地穿過褲管。

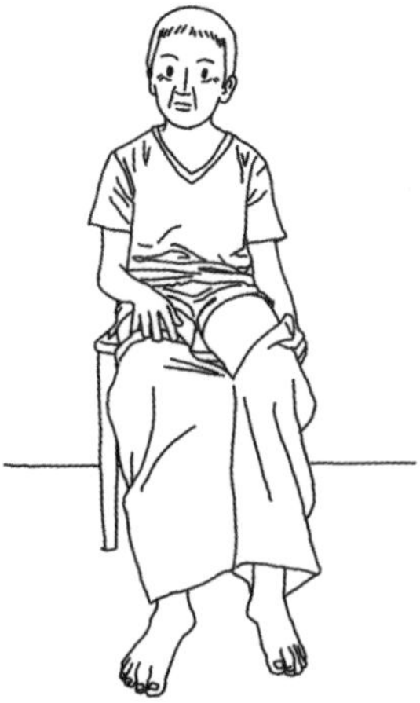

步驟②

長、短褲穿法

③將褲子往上拉

請受照顧者手扶著座台或扶手站起來，照顧者幫忙將褲子往上拉。

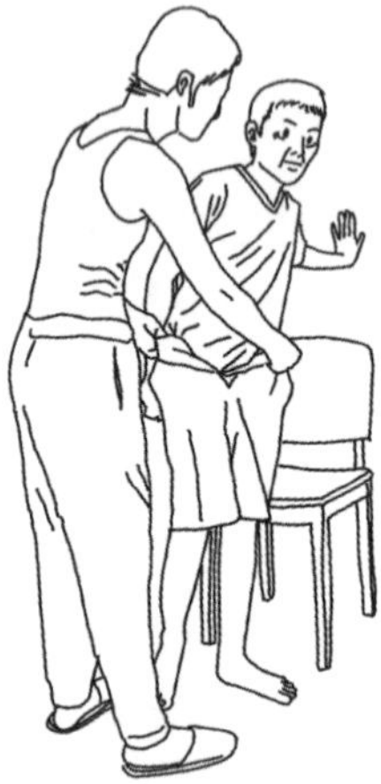

步驟③

④穿褲子

將褲子往上拉到腰間，再扣上皮帶或黏上魔鬼氈。

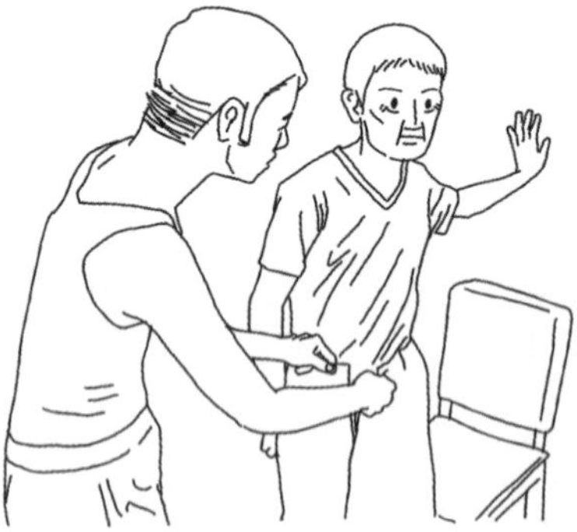

步驟④

無法站起時的穿褲法

① 腳穿過褲管

依先患側、後健側的順序，讓腳穿過褲管。

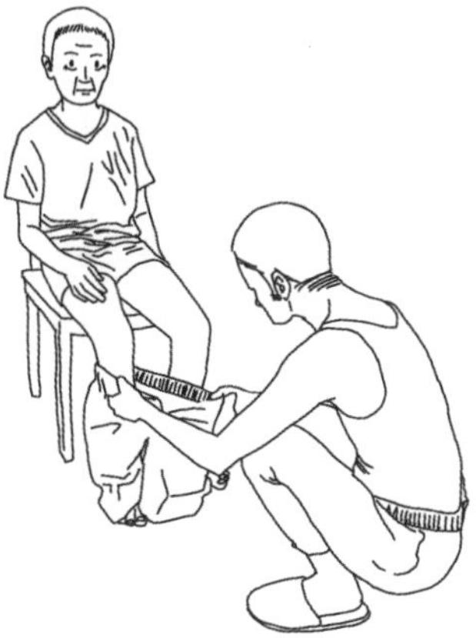

步驟 ①

② 抬起臀部

將頭往前伸，讓臀部稍微抬起，慢慢將褲子往上穿好。

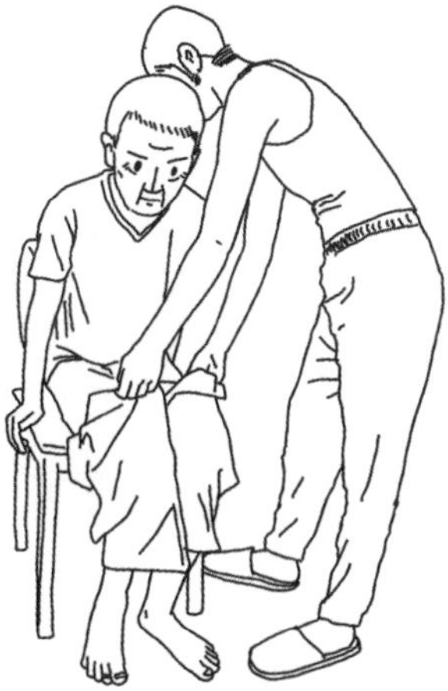

步驟 ②

尿褲的穿著注意事項

長輩對於穿著尿褲常會有排斥或不適應的現象，通常是因為包覆不平順而有排泄物外漏或滲漏的問題，這不僅讓受照顧者感覺不舒服與負擔，也經常會造成照顧者的困擾，嚴重者易產生壓瘡傷口，若能做好下列準備動作，將可有效避免這惱人的問題。

1. 選擇合適的大小。
2. 活用防漏側邊的機能：確認防漏側邊在穿好後有立起，就可防止外漏可能。
3. 尿片最能吸收處要確實穿好：若有加墊吸尿護墊或是尿片或尿布，其放置位置會影響排泄物滲漏的發生機率，若是放太後面，容易造成前漏問題，如果放太前面，則容易發生背側滲漏。所以，在放置尿片或尿布及護墊時，一定要確認放置在尿道口最適當的位置上並且貼合。
4. 不要只調整尿褲的位置：如果使用黏貼式尿褲，一定要檢視是否穿貼妥當，請在貼合處再次確切包好，否則受照顧者很容易在被抬起上半身時，尿褲在吸尿後因為重量下沉，造成尿褲脫落問題。通常照顧者在協助穿黏貼式尿褲時，會調整受照顧者尿褲的位置，但這並無法有效防止外漏、滲漏問題，最好是打開重新穿好。

如何協助受照顧者自行如廁

協助受照顧者能自立、自主行動，維護受照顧者的尊嚴是長期照顧最重要的照顧原則與目的，因此，使用尿布的最終目標就是訓練受照顧者盡可能回復正常如廁排泄。大多數的受照顧者在行動上只是變得遲緩，並非完全無法行動，即使無法走動也可以站立，所以尿布對於受照顧者來說是個必需品但絕非永久的必要品。如何協助受照顧者擺脫對尿布的依賴，輔助扶手、電動床，及可攜式馬桶椅（零尿布推行運動）是必備的三種設備。

如果受照顧者能夠從床上自行起身，到廁所自行排泄，問題自然可以解決，只要在家中準備好扶手協助受照顧者的平衡支撐，可調式的電動床鋪讓受照顧者能方便自行下床，利用可攜式馬桶椅縮短必須前往廁所的距離，就可以讓受照顧者能夠輕鬆方便了。但若是既無法走動又無法站立，同時也沒辦法從床上移坐到可攜式馬桶椅的受照顧者，照顧者可以使用插入式尿壺、便器，盡量避免包尿布。只要使用一段時間，就能夠慢慢地退去對尿布的依賴，自行如廁。

輔具的準備與應用

老人家或是失能、失智的受照顧者，他們的動作不再像年輕時或是生病前那麼靈活，無論是穿衣、穿鞋、穿襪都需要花很大的力氣與時間，照顧者需要協助他們扣釦子、穿襪子。也可以利用穿衣桿、穿鞋器、穿襪輔助器、長柄取物鉗等相關輔具，來協助或是讓受照顧者能自行處理。

移動式馬桶椅

輔具功能：

1. 仿木製風格移動式便座，讓受照顧者在房間內即可如廁，減少跑廁所意外發生的機率。
2. 座椅高度可三段式調整，扶把設計容易倚靠，亦可依個人需求拆卸。
3. 舒適坐墊經處理不易髒汙，亦可水洗清理。

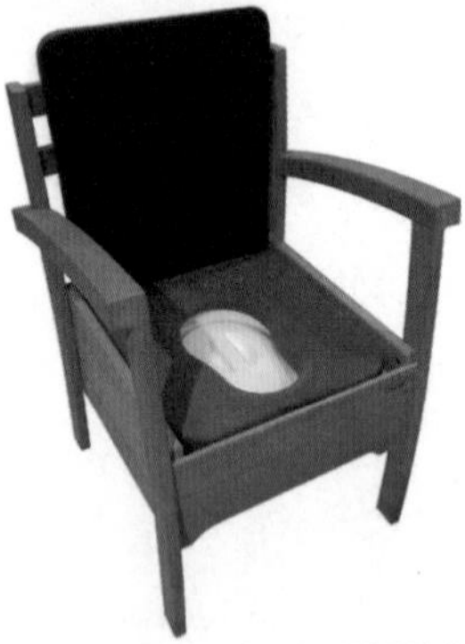

移動式馬桶椅（樂齡網提供）

適用對象：

銀髮族、行動不便者。

床用扶手

輔具功能：

1. 幫助受照顧者上下床有所依靠，高度可依使用者身高調整。
2. 組裝容易、堅固牢靠。
3. 握把添加夜光條，夜間欲起床如廁時，不用開燈也能輕易抓到握把。

適用對象：

銀髮族、手部尚有力者。

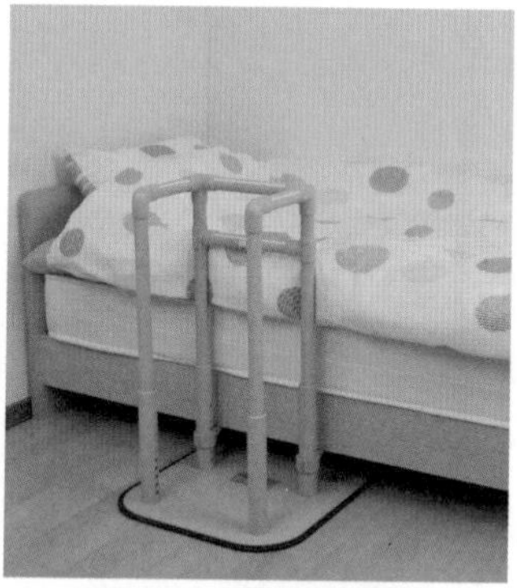

床用扶手（樂齡網提供）

穿衣桿

輔具功能：

1. 協助受照顧者拿取、穿著衣物。

適用對象：

髖關節術後、關節炎患者、困難伸長取物者。

穿鞋器

輔具功能：

1. 對於彎腰或屈腿的動作較不方便的人，藉由穿鞋器，可避免彎腰，能輕鬆穿、脫鞋。
2. 舒適曲線手把，僅用單手即能操作。

適用對象：

銀髮族、膝關節退化或腿部受傷者、腰部受傷或經常腰痠背痛不易彎腰者、腰圍過大不易彎腰者、孕婦。

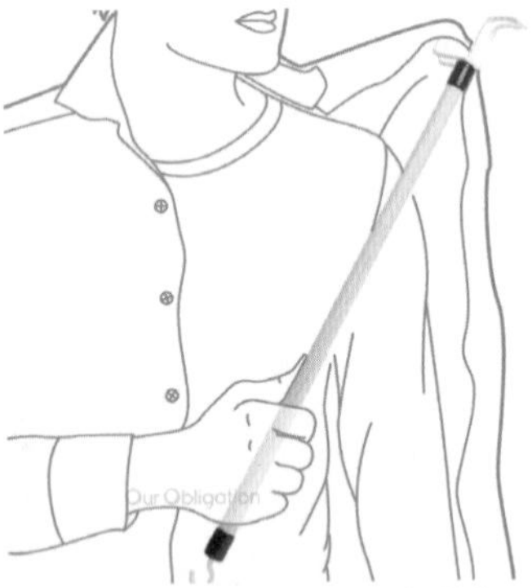

穿衣桿（OO 生活輔具提供）

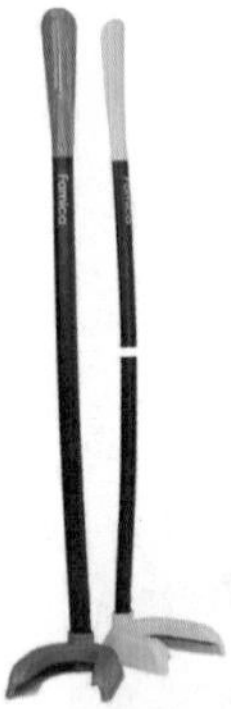

穿鞋器（樂齡網提供）

穿襪輔助器

輔具功能：

1. 透過具彈性的塑膠板輕易將要穿的襪子套入。
2. 呈凹槽狀的尼龍內裡，可輕鬆將腳放入。
3. 兩端長尺尺吋的拉繩及把手設計，方便將襪子接起。

適用對象：

銀髮族、膝關節退化者、腿部受傷者、腰部受傷或經常腰痠背痛不易彎腰者、腰圍過大不易彎腰者、孕婦。

長柄取物夾

輔具功能：

1. 可拿取遠處、高處或低處的物品。
2. 利用手部肌力足以拿起此取物夾，可夾取地上小物、輕薄紙品或輕量物品等，應用於各種工作及用途。

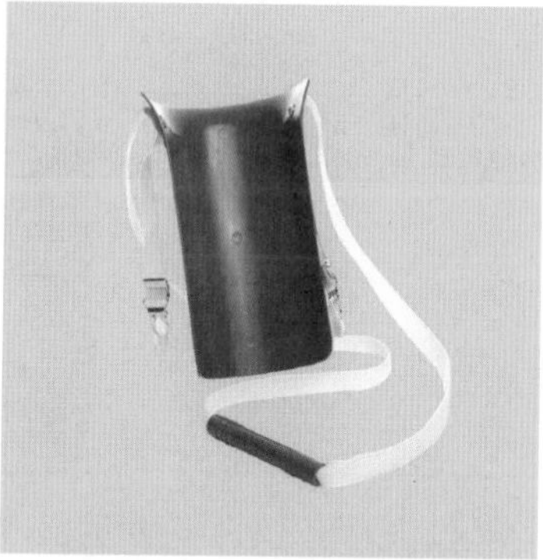

穿襪輔助器（OO 生活輔具提供）

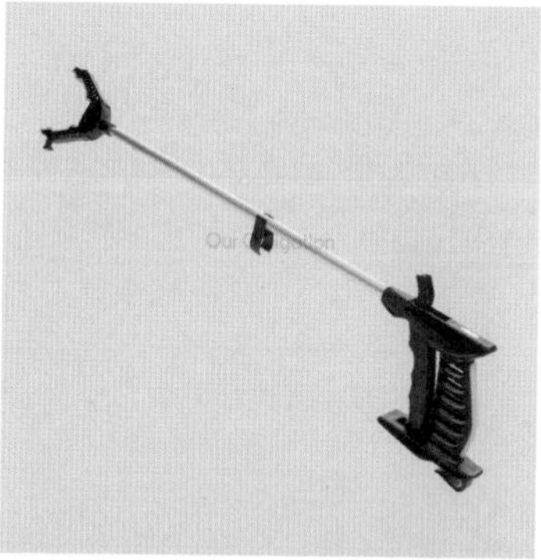

長柄取物夾（OO 生活輔具提供）

適用對象：

關節炎、髖關節置換術等病症而致上下肢關節活動度受限等行動不便者、彎腰撿拾有困難者、常需取高物者。

防跌襪

輔具功能：

1. 降低跌倒的風險。
2. 保暖。

適用對象：

行走平衡不佳者、容易跌倒者。

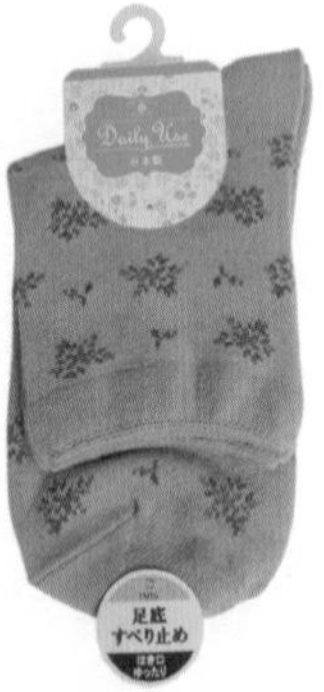

防跌襪（北之特樂銀提供）

輔具DIY

魔鬼氈代替鈕子

有鈕子的衣服對於行動不方便的老人家或受照顧者來說，是較不方便的衣服款式，因為扣鈕子對他們來說，需要花費較長時間，這也會增加他們換脫衣服的時間，可能會引起感冒或著涼的問題。這時可將衣服鈕子的部分改為魔鬼氈，方便長者穿脫，也可節省換穿時間。

自製方法：

1. 將原有的衣服有鈕子的部分先行拆除。
2. 在原有鈕子的地方縫上魔鬼氈。
3. 在鈕子的對應位置也縫上魔鬼氈。

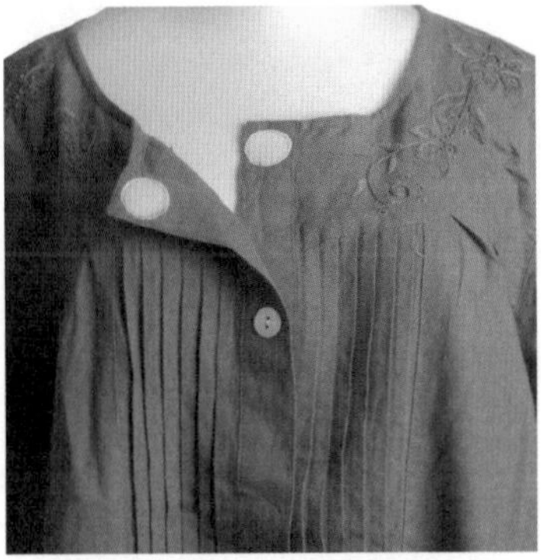

熟齡機能衣（北之特樂銀提供）

拉鍊輔助器

自製方法：

把手機鍊或鑰匙圈穿在外套的拉鍊上，就可以輕易穿過拉鍊往上拉起。

輔具功能：

1. 以輔具上的環扣扣住拉鍊頭，較易上下拉動拉鍊。
2. 增加拉鍊的面積。

適用對象：

手指靈活者、手會顫抖者。

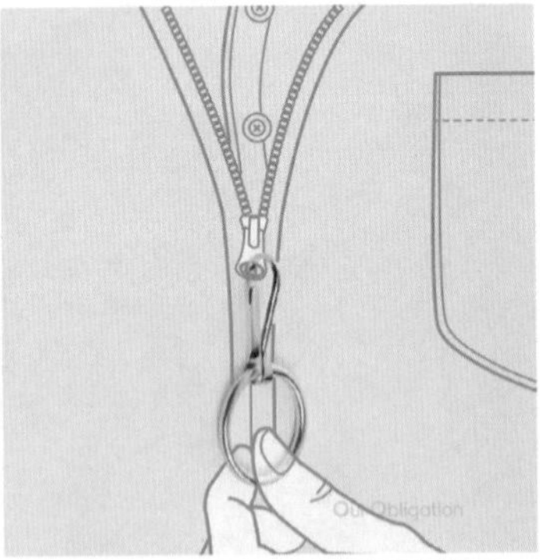

拉鍊輔助器（OO 生活輔具提供）

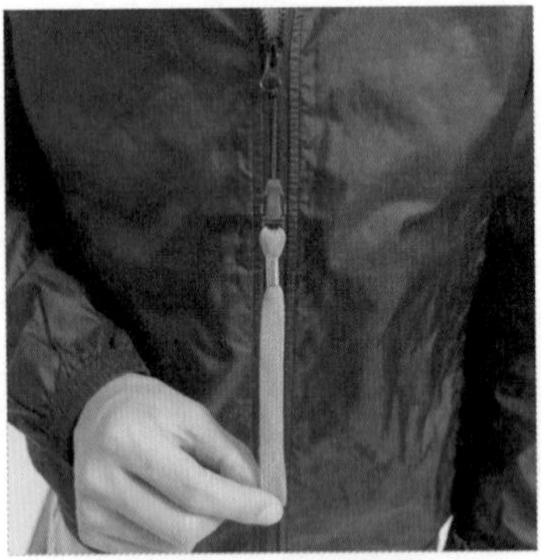

拉鍊輔助器（作者提供）

單元一

安心小叮嚀

穿對衣服既舒適又自在

1. 內衣、復健褲、內褲等較為貼身的衣物建議能選擇較為柔軟的棉質衣物，一方面較能吸汗、排氣，同時也較為舒適。
2. 受照顧者對於穿著復健褲未必都能接受，但在必須穿著的情形下，可由子女先送受照顧者試用。
3. 當受照顧者開始出現漏尿情形，通常會出現不好意思與穿尿布、尿褲的心理障礙，可及早準備使用吸尿護墊預先適應與準備，並維持其個人尊嚴。
4. 受照顧者出現漏尿時，多少會發生異味讓人不舒服，建議使用復健褲可去除異味，同時也適度保持室內空氣流通，讓受照顧者能感受更輕鬆。
5. 對於失智的受照顧者，最好能天天複習穿脫衣服的動作，並提醒失智長者目前的氣溫變化，建議他加減衣服。讓失智長者做他所能做的部分，當他無法完成時，我們才代勞。

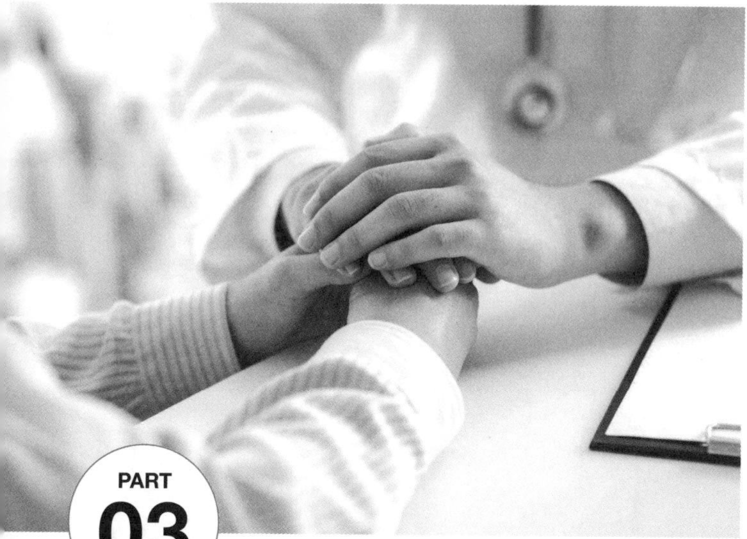

PART
03

當他們無法自理

——飲食篇

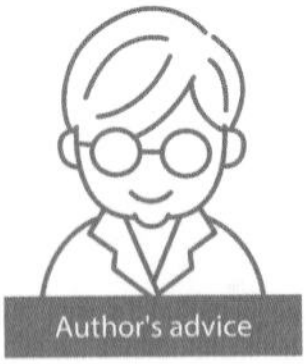

「民以食爲天」是大家朗朗上口，且每個人都能體認吃的重要名言。然而，許多人長期惡劣的飲食習慣引發多年的慢性病，進一步造成身體上的傷害而需要他人照顧，因此在需要他人協助照顧的同時要選擇正確的飲食習慣實在不是一件簡單的事。也因爲這樣讓實際執行起來非常不容易，尤其大部分的失能長輩年紀皆八十～九十歲，最常聽到的是「我都那麼老了，不讓我吃不如死了算了」，另外一種妥協的說法是「我先吃藥再來吃愛吃的東西」，總之，長年的飲食習慣是不容易被改變的，所以除了專業也要有一些巧思。

當進食的方式受到限制時，無論是食物的製作與輔具的使用就顯得特別重要。大部分的人還是期待自己用手取食，享受吃進美味食物的快樂。吞嚥的限制是需要非常小心的，因爲所造成的吸入型肺炎不容易治癒，也會常常有窒息的風險。

安心吃飯，從擇食開始

我們常說人活著就要動，因為「活動、活動」，這才能體現生命的意義與存在。但要動，還需要動能，其中飲食占了重要元素，要能吃、吃得下、吃得對，才會有能量。不過就是吃，有很大的學問嗎？這是當然的，能吃是福，但有許多長者，卻不見得想吃就能吃，或是能吃但不能隨便吃，如何讓長輩或是受照顧者能夠歡喜飲食，提升他們的動能，絕不能輕忽。

照顧者就備食這件事情，因為受照顧者的情況不同，應該要有不同的準備。例如受照顧者並未和主要照顧者同住，長者可自行準備餐點，他們屬於精神還不錯、還能自行烹調的長者，只是不太方便出門，通常由照顧者協助準備食材。但為了安全起見，盡可能簡單化，避免隔夜食物，並且了解長者每天的食用內容，以避免重複，造成營養不均。

關於飲食照顧的技巧，我們從照護的飲食方式、飲食的輔具及餵食技巧與方式和大家分享。

掌握適當的飲食方式與原則

年長者、失能或失智者的飲食多多少少有些不同，但因長期受疾病所苦，通常牙口會比較差，咀嚼與吞嚥能力會逐漸退化，所以在食物的選擇上要特別留意。建議選擇質地較細軟的食物，為使受照顧者較方便，提供幾項飲食原則與方式參考。

烹調時減少調味用量

老人家的味覺會逐漸退化，變得較不敏感，尤其一直習慣重口味的長者或受照顧者，可能常會覺得東西沒味道，要求多加些鹽、糖、醬油等調味，但這對於受照顧者的健康未必是件好事情，尤其是腎臟病、心血管疾病的患者更是不能如此飲食。部分辛辣食物也要盡量減少食用。

其實，料理是件很好玩的事情，可以利用許多食材讓味道變得豐富，例如香菇、洋蔥、香菜、九層塔等有特殊風味的蔬菜，讓料理多些風味。而檸檬汁、鳳梨等都含有天然果酸，不僅可以吃得天然健康，也可增添風味，讓飲食變得多元化。

除了蔬果本身的甜香，中藥材也可以是調味的替代品，如五香、肉桂、枸杞、紅棗等，在豐富味道的同時，也可以讓長輩感覺到養生的效果，提升他們的食慾。

少量多餐，增加點心時間補充營養

老人家通常咀嚼會變慢，吞嚥能力也會變差，進食時間比較長，且一餐能吃下的東西有限。如果要攝取足夠的營養與熱量，最好採取少量多餐的原則，一天可分五～六次用餐，時間可安排在早午晚三次正餐間，另外準備簡單的點心，如豆花、水果、或是優格、牛奶燕麥片等。另外，清涼消暑的愛玉也是很好的點心之一，愛玉具有凝結特性，可取代凝結劑，可摻入果菜汁、紅豆湯等調整濃度與風味，使受照顧者可以同時獲得美食與營養。

補充豆製品與動物蛋白質兼顧

依照營養師建議，年長者每天需要三～五份蛋白質，建議蛋白質來源需多元化，可選擇豆類或豆製品等植物性蛋白和動物性蛋白來搭配。優質蛋白質可來自魚、瘦肉、蛋及豆腐等食材，每天正餐至少能包含其中一份，對於純素食的老人家，更需要從豆類及核桃、花生、腰果、杏仁等各種堅果獲取優質蛋白質。

適度補充蔬菜與水果

老人家對於蔬菜和水果的攝取也不可少，常會聽到老人家說蔬菜、水果大多偏涼性，因此減少食用，更因為年紀大、咀嚼功能變差，而減少了水果的攝取。

其實，照顧者可以挑選質地較軟的蔬菜，如葉菜類嫩葉、茄子、大番茄、絲瓜、胡瓜等，先切成小丁或刨成絲再烹煮，偶爾也可以煮成粥或是湯麵，讓老人家可以充分獲得蔬菜的營養。水果也有軟質地的，例如香蕉、奇異果、木瓜、水蜜桃、芒果等，可以切成薄片、刮成水果泥或打成果汁，給老人家或咀嚼吞嚥困難的患者食用。

利用白天多補充水分

很多老人家擔心晚上要起床上廁所或是尿失禁的問題，所以減少飲水量，但水分攝取不足是導致便祕嚴重的主要原因之一。建議利用白天時間增加喝水量或頻率，用過晚餐後，再減少水分攝取，就能夠避免深夜上廁所及影響睡眠的問題。白開水喝來索然無味，偶爾可以泡花草茶變化口味，但要提醒大家變化口味的茶飲或飲料，盡量不加糖，少喝含糖飲料。

購買商業配方的營養食品

受照顧者本身可能因為罹患疾病長期服藥，需要各種營養素，由於咀嚼與吞嚥功能差，建議可以購買均衡配方的營養補充品，可作為點心或飲品，補充所需要的熱量、維生素或礦物質。

營養師特殊飲食限制表單

即使是長輩或是有病在身的受照顧者，我們還是強調能營養均衡，但有些疾病患者在飲食的食材與分量選擇還是需要注意，才能真正擁有健康飲食。我們針對目前台灣較常見的高血脂、高尿酸（痛風）及腎臟病患者，營養師提供了相關食物食用表，給照顧者參考，讓受照顧者能獲得正確的食材選擇。

高尿酸痛風病患限制食物表

食物類別	禁食【第一組】 （高普林組：150-1000 毫克 /100 公克）	適量【第二組】 （中普林組：25-150 毫克 /100 公克）	可食【第三組】 （低普林組：0-25 毫克 /100 公克）
豆類及其製品	黃豆、發芽豆類	豆乾、豆漿、豆花、豆腐、味噌、綠豆、紅豆等	無
魚類、海產類	小管、蝦、牡蠣、蛤蜊、蚌蛤、干貝、小魚乾、扁魚乾、馬加魚、白鯧魚、鰱魚、虱目魚、吳郭魚、皮刀魚、四破魚、白帶魚、烏魚、魩仔魚、鯊魚、海鰻、沙丁魚、青魚、片口魚	鱈魚、大比目魚、螃蟹、旗魚、黑鯧魚、草魚、鯉魚、紅鰷、紅甘、秋刀魚、鱔魚、鰻魚、烏賊、蜆仔、魚丸、鮑魚、魚翅、鯊魚皮	海蜇皮、海參
肉類	1. 內臟類：豬肝、雞腸、鴨肝、雞肝、豬小腸、腰子、腦等 2. 濃肉汁、濃肉湯	豬、牛、羊之瘦肉、家禽類，如瘦肉、雞胸肉、雞腿肉、牛肉、羊肉	
蛋類	無	無	各類蛋
奶類	無	無	牛奶及乳製品，如：鮮奶、乳酪、冰淇淋等
全穀根莖類	無	無	米飯、麵條、通心粉、米粉、小麥、燕麥、麥片、麵粉、通心粉、玉米、高粱、馬鈴薯、甘藷、芋頭、冬粉、糯米製品等

蔬菜類	香菇、蘆筍、豆苗、紫菜、黃豆芽等	四季豆、青江菜、茼蒿菜、皇帝豆、豌豆、洋菇、草菇、鮑魚菇、海藻、海帶、筍乾、金針、銀耳、蒜、九層塔	新鮮蔬菜（除左述外）
水果類	無	無	新鮮水果
油脂類	無	無	各種植物油、動物油、核果類
其他	1. 酵母粉 2. 酒類及含酒精飲料	乳酸飲料，如養樂多、健健美等	糖、蜂蜜、果汁、汽水、可樂、果凍、太白粉、藕粉、甜點、葡萄乾等

表格來源：孫瑞蓮營養師

高血脂病患限制食物表

食物類別	禁用食物名稱	同類可用食物
豆魚肉蛋類	動物內臟（豬腦、豬肝、豬腰子、雞肝等）、蟹黃、蝦卵、魚卵等，腦及皮、蛋黃、肥肉、香腸、火腿、培根	豆製品、蛋白、魚類，如：秋刀魚、鯖魚、鮭魚、鮪魚等，海參、海蜇皮、瘦肉、去皮家禽、脫脂奶
全穀根莖類油脂與堅果種子類	動物油（豬油、牛油等），椰子油、酥油、奶油、沙拉醬、奶精及乳瑪琳	植物油（如：橄欖油、花生油、菜籽油）、堅果或瓜子、芝麻等油籽類、深海魚油

表格來源：孫瑞蓮營養師

腎臟病患限制食物表		
食物類別	禁用食物名稱	同類可用食物
豆魚肉蛋類	家禽家畜的腦及內臟，雞精，濃肉湯，蛋黃，各種肉乾、肉鬆（酥）、魷魚絲、鹹小卷、鵝肉、鰹魚、柴魚片、干貝、小魚乾、蝦米、毛豆	1. 蛋白、瘦肉、白鯧、蝦、吳郭魚、鱔魚、鯊魚皮、海參、海蜇皮 2. 黃豆及其製品，不含豆麩、麵筋、麵腸、烤麩
全穀根莖類	糙米、胚芽米、五穀米、米麩、燕麥、蕎麥、麵線、油麵 、紅豆、綠豆、蠶豆、栗子	白米、冬粉、米苔目、米粉、地瓜粉、西谷米
乳製品	全脂 / 脫脂 / 低脂即溶奶粉、乳酪、優酪乳、優格、冰淇淋	鮮奶
蔬菜類	空心菜、波菜、茄子、豌豆、彩椒、草菇、金針菇、香菇、泡菜、菜乾、鹹菜、榨菜、醬菜、海帶、紫菜、生菜、菜豆、豌豆	水煮後之綠葉蔬菜、絲瓜、胡瓜、苦瓜、大白菜、高麗菜、花椰菜、甘藍菜、小白菜、龍鬚菜、紅鳳菜、油菜、青江菜、芥菜、白蘿蔔、蘆筍
水果類	1. 楊桃、香蕉、哈密瓜、芭樂、龍眼、奇異果、香瓜、美濃瓜、草莓、榴槤、棗子、枇杷、小番茄、台灣桃、椰子、櫻桃、釋迦、黑棗、百香果 2. 限量使用：木瓜、香吉士、柑橘、葡萄、葡萄柚、柚子、硬柿、泰芭、荔枝 、山竹	鳳梨、芒果、蘋果、西洋梨、西瓜、蓮霧、水蜜桃、水梨、李子

油脂與堅果種子類	瓜子、松子、核桃、花生、腰果、開心果、杏仁果、黑芝麻	無
其他	酵母粉、巧克力、可可粉、養樂多、可樂、碳酸飲料、低鈉鹽、雞精	無

表格來源：孫瑞蓮營養師

如何進食最安全？

一般人通常會因為年齡漸長或罹患中風、癌症等疾病，抑或遭逢意外，導致口腔變化，致使吞嚥或咀嚼困難。在用餐時，會出現咳嗽或嗆咳的現象，有時每一口食物都要吞嚥兩、三回才能吞下去。甚至用餐後，舌面上還會殘留許多食物殘渣，或者食物堆在口腔的一側沒有完全吞下，這都是吞嚥困難的現象之一。照顧者在進食或餵食的時候，都需要特別留意，因為前述這些狀況會造成受照顧者不舒服或引發危險。

吞嚥退化或障礙時的進食

當受照顧者出現吞嚥退化現象，飲食的方式可以軟化食物、將食物剪切較為細碎或是糊狀，可按受照顧者的退化情況調整。將食材打成糊狀時，盡量保持原有食材的形狀，有時可利用模型維持食材原始形狀，讓受照顧者能感受到在吃原本的食物。

如果吞嚥退化到嚴重程度，就只能採取管灌方式，除了自製果汁或泥狀食品，也可以找營養師諮詢，購買適合受照顧者的流質營養食品補充需要的營養。

慎選食物質地

當受照顧者出現吞嚥退化或障礙時，照顧者就要很小心了。在飲食的進程上，剛開始可選擇單純、質地較密的，並含膠質性的食物，像是果凍、布丁、愛玉凍、洋菜等，除可預防吸入現象，還能維持足夠的水分攝取。之後再慢慢增加顆粒狀的食物，例如較稠的稀飯，最後再選擇固體食物。

在液體或流質食物的選擇方面，可利用凝結劑、麥粉等將果汁、牛奶或湯凝結成糊狀來食用。

如果受照顧者需要使用管灌餵食，照顧者最好能先學習管灌的技巧，通常這還是交給醫護專業人士協助比較安全。

餵食的環境與姿勢注意事項

吞嚥退化或產生障礙的受照顧者在進食的時候要特別小心，照顧者也特別需要耐心，因為受照顧者需要的用餐時間較長，也會有些小狀況發生，甚至會因為出現咳嗽、或是咀嚼困難而發脾氣，這都需要照顧者發揮耐心與細心才能順利完成用餐。

以下注意事項提供照顧者參考：

1.選擇單純的用餐環境，不要讓受照顧者在進食的時候，有分散注意力的事物。

2.避免使用吸管，因為受照顧者容易在準備好要吞嚥前，造成液體進入氣管，導致嗆咳。

3.請受照顧者在吞嚥時將下巴往內縮，確保吞嚥安全。

4.如果受照顧者因為吞嚥緩慢，需要較長時間進食，千萬不要催促他。

5.用餐結束時，要檢查受照顧者口中是否有殘留物，以免嗆窒危險。因為在吞嚥過程中，通常有百分之十以上會發生噎嗆情形，或大量的食物殘渣堆積口中。

善用各式用餐輔具

「我已經無法得心應手地使用筷子了。右手的拇指無法用力抓緊，其他手指也變得僵硬、無法動彈。往後，吃飯的方法自然也需要隨之改進——結果，除了流食外別無選擇。」

——一公升的眼淚 亞也的日記

飲食是門藝術，可以吃得健康、可以吃得優雅，但是當我們因為生病或年齡高長，慢慢產生行動或咀嚼吞嚥困難時，如何維持平常的飲食方式，或許都會認為是痴人說夢。甚至有些身心障礙朋友要進餐廳享受一頓美食，都顯得困難。

許多罕病的患者，如小腦萎縮症、漸凍人、多發性硬化症、肌肉萎縮症、粒線體缺陷等，因為身體功能逐漸退化，肌肉無力，導致用餐時困難重重，一般人看來簡單的一件事情，對他們來說簡直難如上青天。另外，失智症患者因為慢慢失去溝通和生活自理的能力，很多事情將變得極為困難。受照顧者在經歷這些痛苦的過程，很容易產生厭惡、灰心的情緒，甚至會減少飲食或拒絕用餐。因為他們會產生自己無用無能的想法，凡事都要照顧者餵食而感覺自己失去生活能力。

在長期照顧的觀念裡，我們一直都強調要擴展受照顧者獨立生活的能力，維持受照顧者的尊嚴。所以，在科技飛梭似的進步時代，相關飲食輔具紛紛出籠，只要根據受照顧者的需求選擇，一樣可以和家人、朋友一起愉快用餐。

巴金森氏患者手部常會有抖動情形，容易發生食物潑灑，需要穩定性較高的餐具。單側偏癱患者則容易因為手部行動有角度限制、左右手會有不同施力點及力氣不足，需要的則是具重量的握把，讓進食時能自行施力等。目前市面上就有許多根據各種受照顧者普遍具有的現象與需求，設計出各式創意具足的飲食用餐輔具，如碗盤、刀子、叉子、筷子、湯匙，滿足不同類型與需求的受照顧者。

選擇使用飲食輔具，需注意「動」的過程，包括角度、流暢性與方便性。有些受照顧者可能是手部動作或肌力不佳，無法使用筷子而改用湯匙，但是，現在則有輔助筷可以使用。這是在筷子的後端做連結，外型如同一個夾子，讓使用者可以正常抓握筷子進食，對於習慣使用筷子的受照顧者來說，無疑是個貼心的設計，亦可以順便訓練自己手的肌力。對於部分手部關節變形或僵硬而無法握住一般餐具的受照顧者，也有加粗握把的湯匙、叉子等餐具的選擇，可訓練受照顧者自行用餐，讓受照顧者認為自己仍是可用之人，避免需要他人餵食的煩惱。

另外，還有生活上飲食相關的輔助器具，如單手開罐器、斜口杯都可提供給特殊需求者使用（見飲食輔具的準備與應用）。

一般通用設計主要以便利使用者攝取食物，及讓受照顧者盡可能獨立使用餐具為發想，在維持、鼓勵受照顧者的自主性之餘，也能減輕照顧者的負擔。

照顧者的最佳餵食位置

照顧者在協助進食時有三大重點建議：

1. 坐在受照顧者的旁邊。
2. 與受照顧者吃同樣的食物。
3. 餵食時由下方將食物送入口中。

一般來說，單側偏癱、失智、失能等受照顧者因無法自行用餐，才需要照顧者協助進食。在協助進食的時候，照顧者要特別注意餵食的動作，以及受照顧者的姿勢。我們經常看到照顧者會站著協助受照顧者進食，這其實很危險，因為由上往下餵食，受照顧者為了能吃到食物，得要仰起臉部，這時很容易發生嗆嗆或不當吞嚥的情形，也容易讓受照顧者產生壓迫感。最好是請照顧者坐在受照顧者的旁邊，給予協助，如果能和受照顧者一起用餐，並且吃一樣的食物，一方面自己用餐，一方面協助受照顧者進食，可以緩衝一直將食物塞入受照顧者口中的次數，受照顧者因此可以慢慢咀嚼，慢慢吞嚥，獲得較舒適的用餐方式。由於是吃同樣的餐點，也可以藉此知道受照顧者接下來想吃什麼。但不建議坐在受照顧者

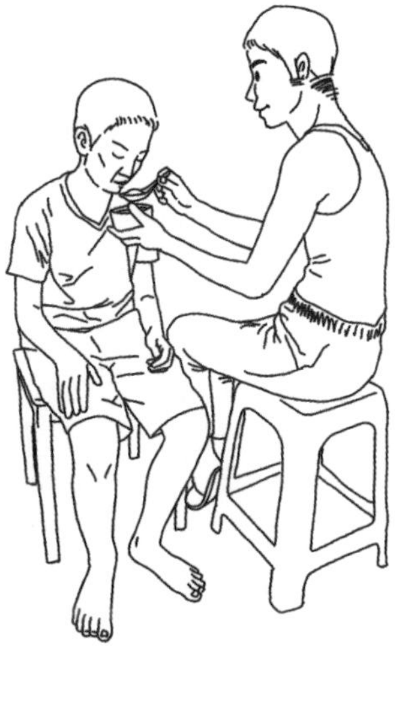

的對面，這會讓受照顧者有被監視的感覺。坐在受照顧者身旁餵食，可容易了解受照顧者的心情，並且讓受照顧者有愉快的用餐心情。

另外，受照顧者在用餐時，最好能保持上半身往前微傾的姿勢，這個姿勢比較方便受照顧者吞嚥。

餵食最好的方法是由下方將食物送入受照顧者口中，由下往上餵食，可避免食物溢灑。只要想想自己平時的進食方式，對待受照顧者也是同樣的方法。

受照顧者若是單側偏癱患者

有部分手腳單側偏癱（人體左右某側出現麻痺）的患者，會連同偏癱側的嘴巴、舌頭及咽喉的肌肉也隨之無法自主活動，於是產生吞嚥困難的現象，若在用餐後檢查口腔，就會看到許多食物殘留在偏癱的那一側。此種情形，在餵食時可試著將食物送入未偏癱的一側。協助飲用飲料時，請受照顧者將未偏癱的一側，略微往下傾斜，便可順利吞嚥了。

受照顧者若是巴金森氏症病患

巴金森氏症患者主要是因為舌頭及咽喉的肌肉僵硬，導致吞嚥困難。受照顧者若是巴金森氏症病患，通常會有一側的症狀徵兆比較輕。因此，餵食的時候，可將食物送入症狀較輕的一側。喝飲料亦同，請受照顧者將症狀較輕的那一側略微往下傾斜即可。

飲食輔具的準備與應用

加粗把柄餐具

輔具功能：

1. 減少手部控制的要求，方便舀取動作。
2. 加重型，可自由調整重量。

適用對象：

手部握力不佳者、手部會顫抖者。

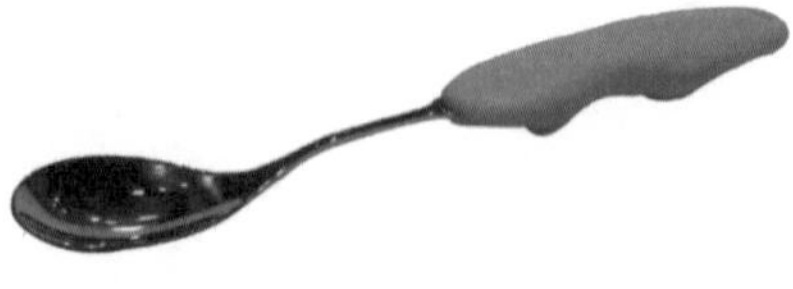

加粗把柄湯匙（作者提供）

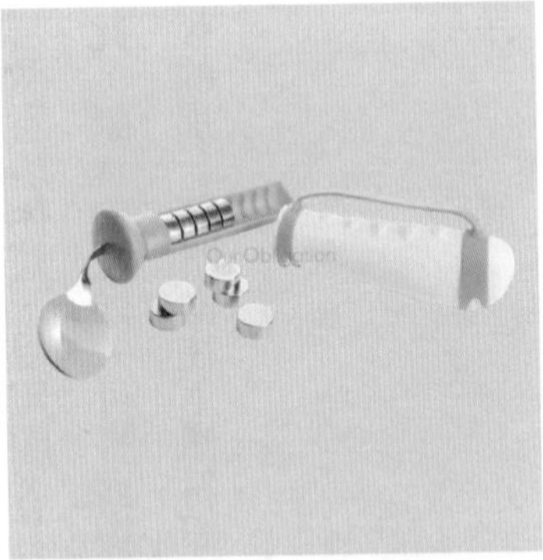

加重型湯匙（OO 生活輔具提供）

簡易餐盤框

輔具功能：

1. 高起來的邊可擋湯匙，避免食物潑灑。
2. 依照各種需求有不同設計，可考量個案需求與使用結果選擇。

適用對象：

手部功能不佳者、單手操作者、兒童。

外加式止滑墊

輔具功能：

1. 進食時能穩定餐具。
2. 用餐完易於清潔桌面。

適用對象：

單手操作者、兒童。

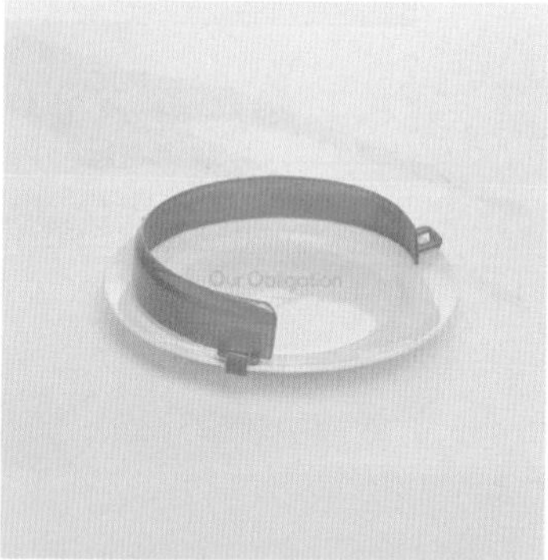

簡易盤餐框（OO 生活輔具提供）

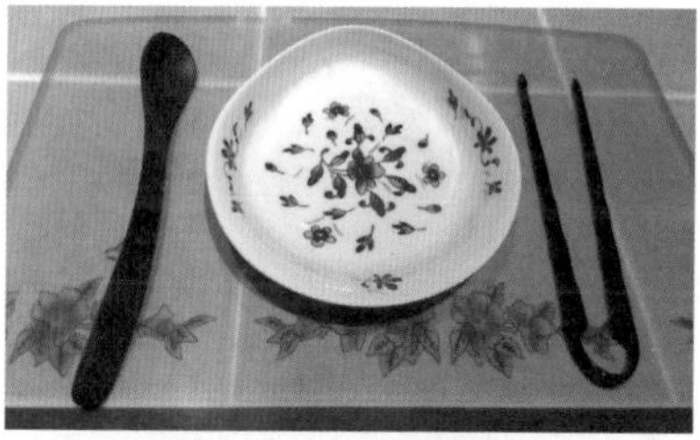

外加式止滑墊（作者提供）

弧形碗

輔具功能：

1. 弧形設計可防止食物掉出。
2. 底部有吸盤增加固定性。

適用對象：

手部功能不佳者、單手操作者、兒童。

輔助筷

輔具功能：

1. 減少手指操作技巧的要求。
2. 筷子尾端相連，不易掉落。

適用對象：

手部功能不佳者、手部顫抖者。

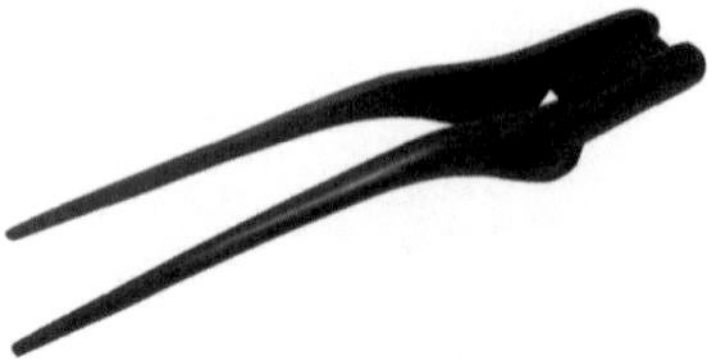

輔助筷（作者提供）

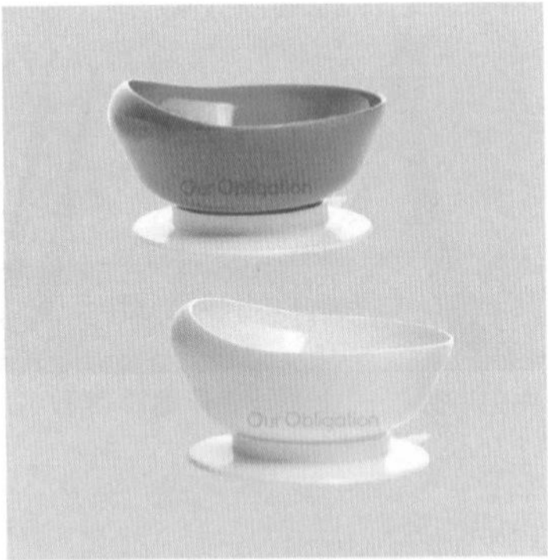

弧形碗（OO 生活輔具提供）

茶壺架

輔具功能：

1. 槓桿原理設計。
2. 將水壺放在架上，用固定帶固定，倒水不用提起水壺。

適用對象：

手臂無力者、手部顫抖者。

缺口杯

輔具功能：

1. 缺口杯適用頭部後仰角度有限制者。
2. 使用缺口杯喝水不需仰頭。

適用對象：

銀髮族、頸椎關節病變患者。

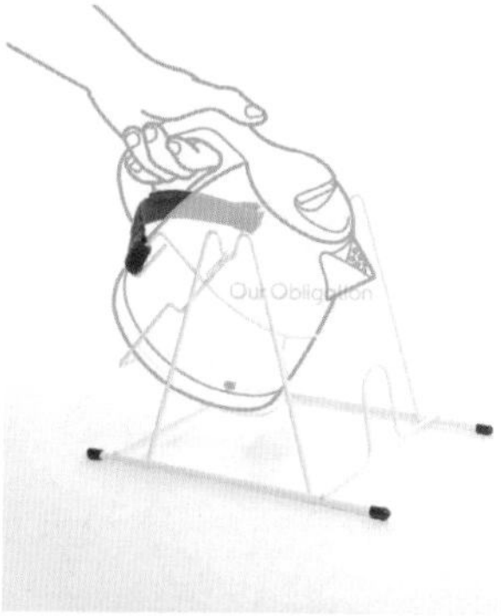

茶壺架（OO 生活輔具提供）

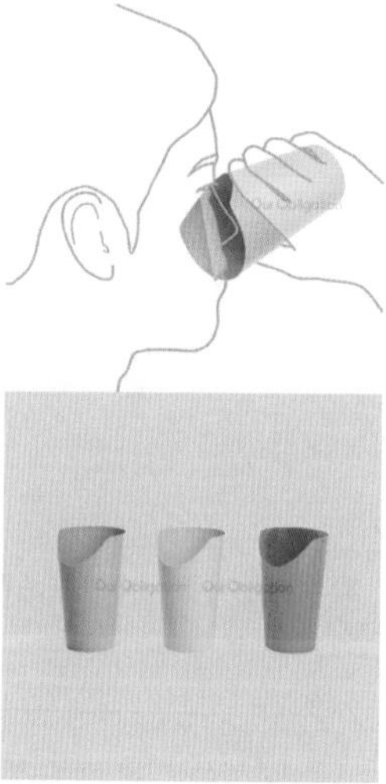

缺口杯（OO 生活輔具提供）

雙耳握把杯架

輔具功能：

1. 方便拿取。
2. 可輕易握住杯子，克服手抖不穩。

適用對象：

手部顫抖者、手部握力不足者。

單向吸管

輔具功能：

1. 特殊設計的吸管，當停止吸入時管內的液體不會流回去，能避免從吸管中吸入太多空氣的嗆咳。
2. 可夾於杯緣邊、避免移動。

適用對象：

銀髮族、吸吮能力不佳者。

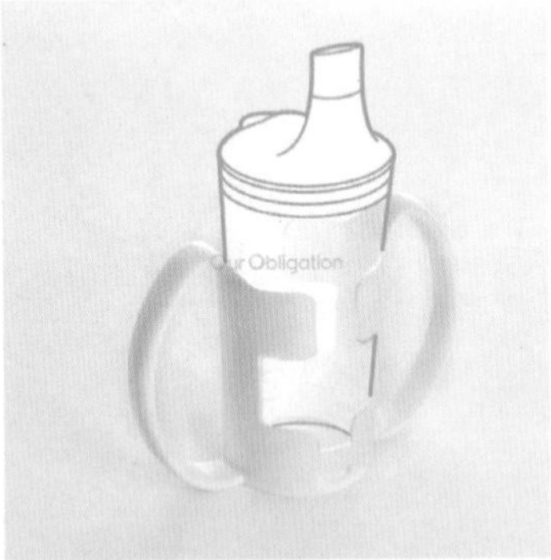

雙耳握把杯架（OO 生活輔具提供）

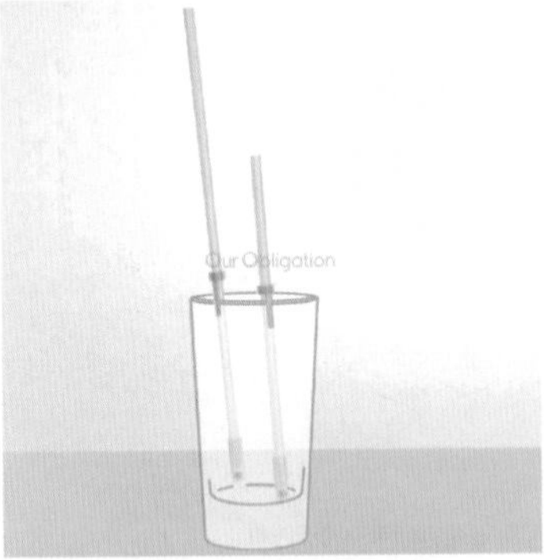

單向吸管（OO 生活輔具提供）

食物處理輔具

1. 能單手處理食物。
2. 底部附有吸盤，可固定方便自理。

適用對象：

手部功能不佳者、單手操作者、單側偏癱並非完全無法自行活動者。

桌上型開瓶器

輔具功能：

1. 可固定於桌緣。
2. 利用身體的力量推進滑桿，夾穩瓶罐。

適用對象：

手部功能不佳者、單手操作者。

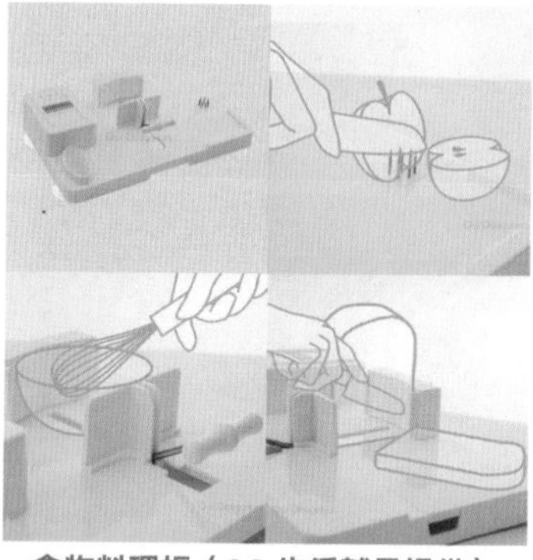

食物料理板（OO 生活輔具提供）

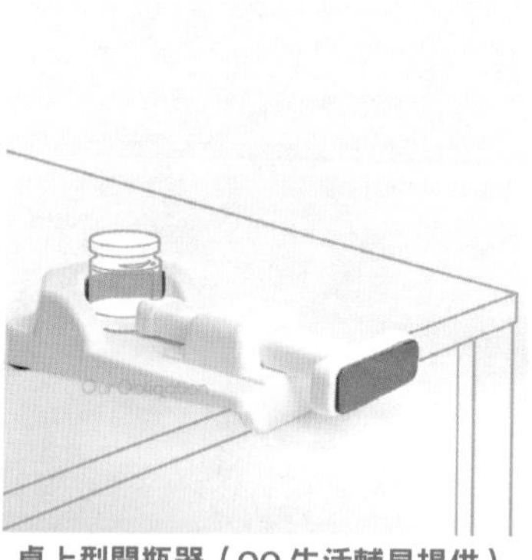

桌上型開瓶器（OO 生活輔具提供）

防滑開瓶器

輔具功能：

1. 防滑材質能增加摩擦力，輕鬆轉開瓶蓋。
2. 適用大部分需旋轉開啟的瓶蓋。

適用對象：手部無力者。

多功能開瓶器

輔具功能：

1. 符合人體工學設計。
2. 適用大部分需旋轉或扳動開啟的瓶蓋。

適用對象：手部無力者。

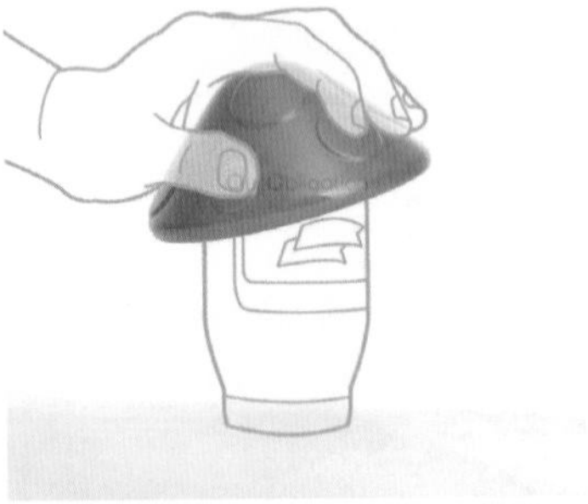

防滑開瓶器（OO 生活輔具提供）

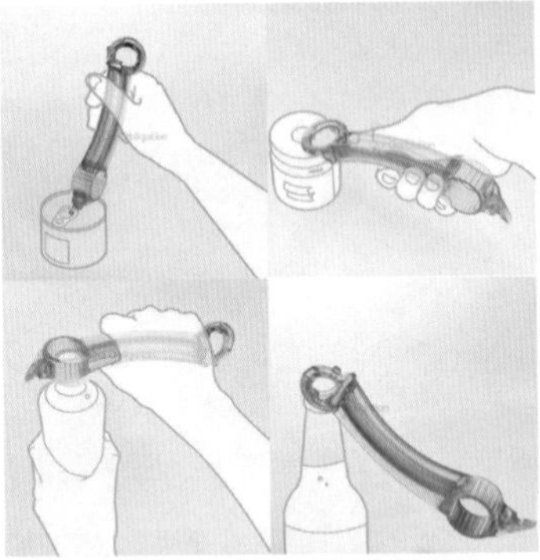

多功能開瓶器（OO 生活輔具提供）

磨（切）藥器

輔具功能：

1. 將藥片放入固定槽，不鏽鋼刀片將藥片均分為二。
2. 免去徒手掰開藥物的困擾。

適用對象：

吞嚥困難者、藥物只需服用半顆者。

自製輔具

儘管市場上有各式各樣功能性輔具，但通常都需要費用，對於經濟困難的朋友來說，任何一筆花費都是負擔。其實，有些輔具可以自行製作的，而且做法並不困難，例如在家裡現有的餐具上，利用軟陶在餐具柄上進行加工，就可以讓餐具柄變粗，不需要太多的費用，而且可以選擇多樣色彩，美化視覺，簡單又方便。

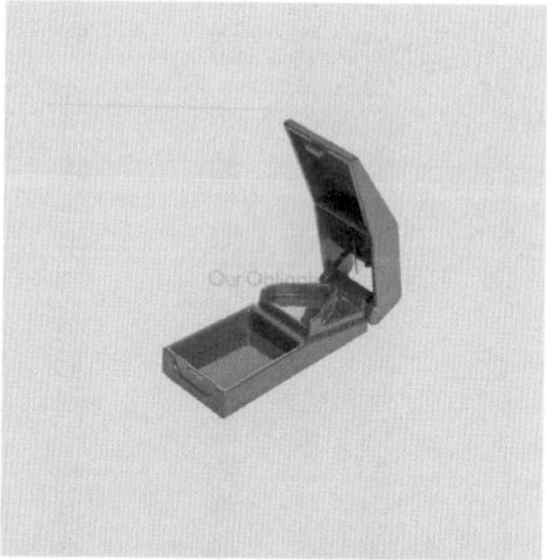

磨（切）藥器（OO 生活輔具提供）

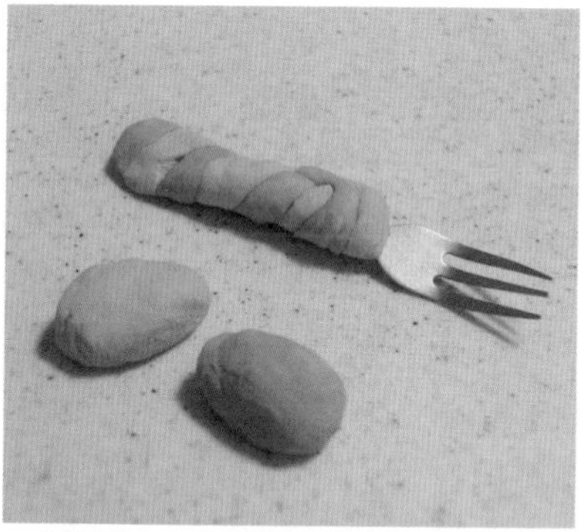

以軟陶加工完成的叉子（作者提供）

單元一

安心小叮嚀

進食的心理照護

進食除了滿足人的基本生理需求外，同時也滿足人的心理需求。所以有時會看見人焦慮不安、寂寞或者情緒低落，透過吃讓自己暫時忘掉煩惱，也填充內心的空虛寂寞感，讓心情愉悅起來。

因此，進食和心理感受息息相關，提供受照顧者一個「健康、愉悅」的進食環境，創造舒適的進食環境有利於受照顧者的進食，把進食當作是一件很重要的活動，要知道受照顧者的每一口進食，都表示「我想生存」的意思。所以哪一天受照顧者不想進食時，就要多多注意他們的心理與情緒了！

許多年長的受照顧者並非罹患巴金森氏症、失能、肌肉萎縮症等需要他人協助進食，明明可以自己進食，卻希望家人協助，甚至還會耍賴執意要另一半餵食。

當受照顧者出現負面情緒時，照顧者該如何回應，平時又該如何製造與維持良好的飲食環境、語言與行為互動，在此提供相關建議參考。

1. 飲食的準備要適時補充水果，善用副食品作為點心。因為失智者會忘記已經進食，可用副食品取代正餐飲食因應，以轉移注意力。
2. 進食、餵食需要注意餵食的動作和坐的位置，這會影響受照顧者的進食安全與進食情緒。
3. 偶爾讓受照顧者一起準備他所懷念的食物或小吃，讓吃這件事情變得有趣，受照顧者將會有愉快的心情，可以讓照顧變得容易。

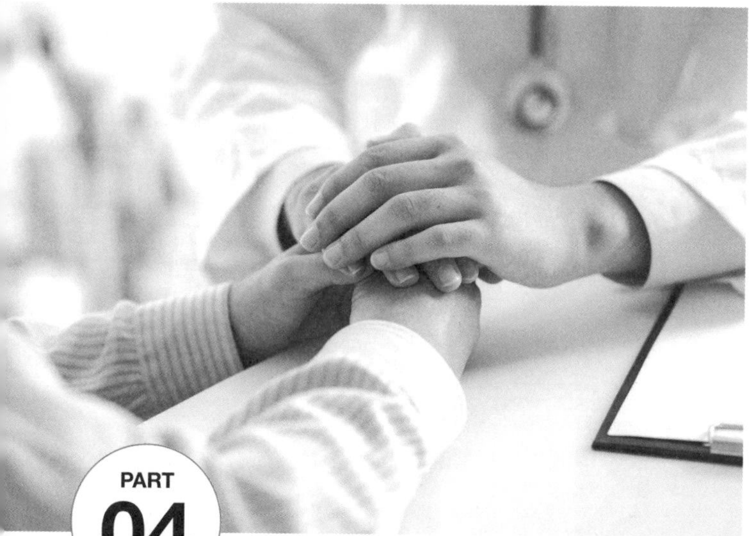

PART

04

安全而舒適的方便空間

——居住篇

「金窩銀窩不如自己的窩」講的是一個人對自己的生活空間的滿足與慣性，這也是長年的習慣形成的舒適與滿足感，一旦在身體與心理產生需求，必須另外安排與調整，甚至要將照顧者和受照顧者雙方與整個家庭成員納入思考了，所以無論是自住、同住甚至異地而居都要考量到親情與輔具的協助（包括上下樓梯）。

目前在現實的資源環境中要做到在家終老（壽終正寢）是有困難的，所幸，病人自主權利法在民國一〇五年一月六日公布，並自公布後三年施行，可以預期在民國一〇八年一月六日後，任何有意願在家終老的人將有居家服務與護理及醫療的團隊協助，不須再經過送到醫院急救與插管的現有標準程序，將能實現許多人在家終老的夢想。

規劃無障礙居住環境

依照民國一〇三年內政部戶政司的統計，台灣從民國八十二年開始，就已經邁入高齡化社會，在民國一〇五年底，六十五歲以上老人已占台灣人口的百分之十二．五。根據行政院主計處的資料推估，民國一四五年退休年齡人口將占年總人口數三分之一以上。目前台灣的新生兒人口正在逐年下降，對於未來老年人的照顧問題不容我們忽視。

由於醫藥科學的精進，人類的壽命因此獲得延長，可是卻無法停止老化的現實。人們隨著年齡增長，身體機能會隨著器官老化遲鈍逐步降低，慢慢地，心血管疾病、關節炎等各種慢性疾病也可能伴隨而來。隨著老人生理機能衰退及老化現象，也會影響對於空間的使用能力，所以，營造一個安全、舒適、便利，讓老人能夠在最少的外在協助下自由行動、獨立生活、安心居住的環境，是我們要關心的課題。

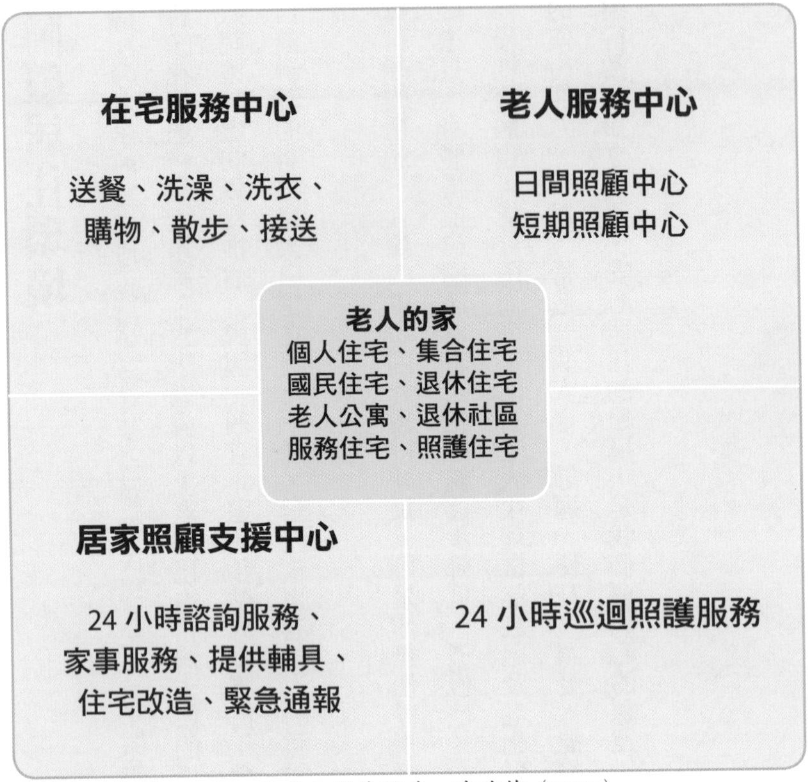

資料來源參考：四合一的居住環境體系，陳政雄（2006）。

為長輩打造舒適的家

台灣人是熱情也重感情的民族，更重視家庭的凝聚。據民國一〇〇年內政部統計，發現有百分之六・八五的高齡者希望「與子女同住」，是目前台灣老人理想的居住方式，而身為子女的照顧者，通常都是在情非得已的狀況下，才會將父母送到安養院等安養照顧機構。因此，如何將目前所居住的環境打造成安全、舒適、便利，提供高齡者合宜的居住空間與環境，是我們每個人都會面臨的功課。

老人家因為生理機能的急速衰退，居家安全是老人理想居住空間的首要考量，另外當然還要考量空間使用的方便性，並且避免可能的意外事故發生，因此，在顧及隱私權的同時，有五項設計考量重點提供建議（資料來源：台中榮總「老年健康講座系列」㈠吳麗芬博士），以提升老人家在日常生活上的獨立自主性。

增加日常活動空間的方便性

高齡者的動作及反應都會比較遲緩，有時候還需要使用枴杖、輪椅等行動輔具，若是重病患者甚或需要依賴照顧者在旁協助或照顧，所以，老人家的臥室、浴室、廁所、走道等最好要留有足夠的空間與輪椅迴轉的寬度，增加平時活動的方便性。

避免意外事故的發生

1. 在家中裝設警報：老人家的居住環境與空間，必須盡量降低危險和意外事故的發生機率，最好能在臥室、浴室、廁所等地方安裝緊急通報裝置，廚房則裝設火災警報裝置。

2. 慎選地板材質與衛浴設備：國家衛生研究院曾統計，台灣六十五歲以上長者曾發生跌倒意外的超過兩成，因此，空間走道要保持適當的照明環境，並且選用適當止滑的地板材質，同時裝設扶手或止滑條以避免跌倒或摔傷等，尤其是浴室的設備與地板材質更需慎選，因為這是老人在家中發生跌倒比例最高的地方，占有四成。

強化上下垂直移動的方便性

1. 戶外：台灣地小人稠，大多都會區的居住空間多數朝向垂直發展，這對於空間的樓梯、階梯甚或電梯的設計考量或選擇必須慎重，因為在上下垂直空間的姿勢轉換對老人家來說是個大負擔。

2. 室內：如果自家住宅內有樓梯最好不要採用迴旋梯，階梯面應採較寬面，統一階梯級大小，採緩坡設計，以增加老人家移動的方便性。電梯門及內部空間則應考量方便輪椅進入；樓梯、浴缸、馬桶旁則需設置扶手，讓老人家上下起身時能支撐。

強化水平移動的方便性

1. 高低差：水平移動是在居家生活空間活動中最頻繁的行為，為確保老人家在各空間移動的方便性，最好減少門檻設置或減低門檻的高低差。
2. 設置扶手：出入口或門寬也要考量老人家可能使用輔助器具時的便利性，走道或壁面可設置扶手，讓老人家在移動時有所支撐。

注意操作器具及設備的方便性

老人家因為關節機能老化衰退，手指活動會變得較為遲鈍，動作無法像以往般細緻或操作伶俐，所以，在居家相關設備如門、門把、水龍頭、開關等都需考量老年人操作使用時的方便性，日常生活器具也可以用操作簡單容易的方向來選擇。

居住安全設計

老人家的身體機能會隨著年齡增高遞減，因為下肢機能退化容易被絆倒、視力減退造成視野模糊等，加上體力不如年輕時持久，在空間裡移動時常會發生碰撞或跌倒的情形，所以在居家空間的軟硬體規劃上，都要有安全考量。但也並非一開始就會出現行動不便的情況，所以家中受照顧者會有身體機能仍在健康期或是需要使用輪椅者的區別，在這兩者間還是有空間設計上的安全考量差別，因此，我們就行動自如與需要使用輪椅兩種情況，提供居家各功能空間上的安全設計建議。

大門出入口(自推輪椅者)

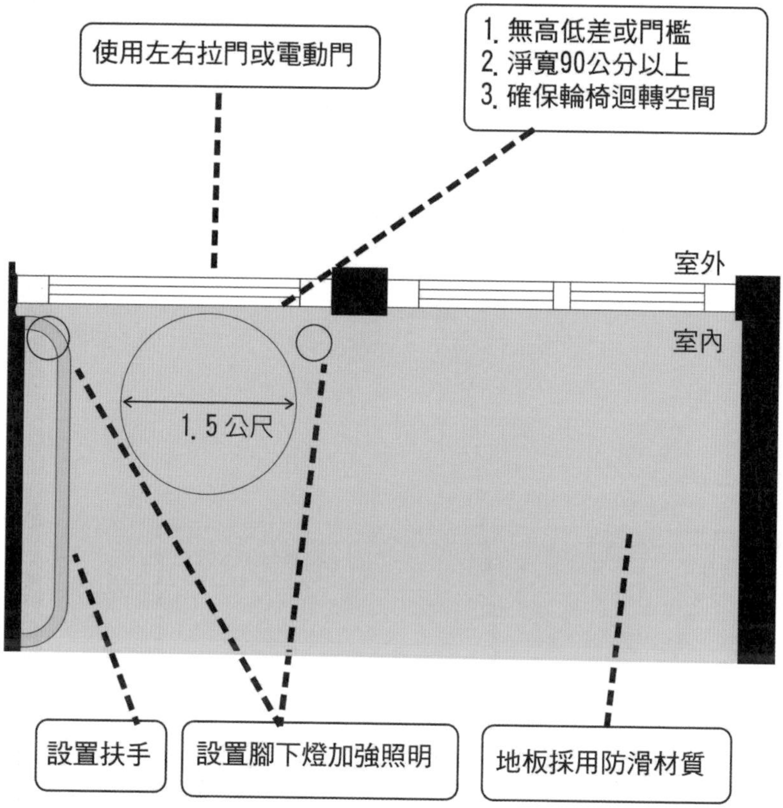
使用左右拉門或電動門
1. 無高低差或門檻
2. 淨寬90公分以上
3. 確保輪椅迴轉空間
室外
室內
1.5公尺
設置扶手
設置腳下燈加強照明
地板採用防滑材質

大門出入口(衰老可自理者)

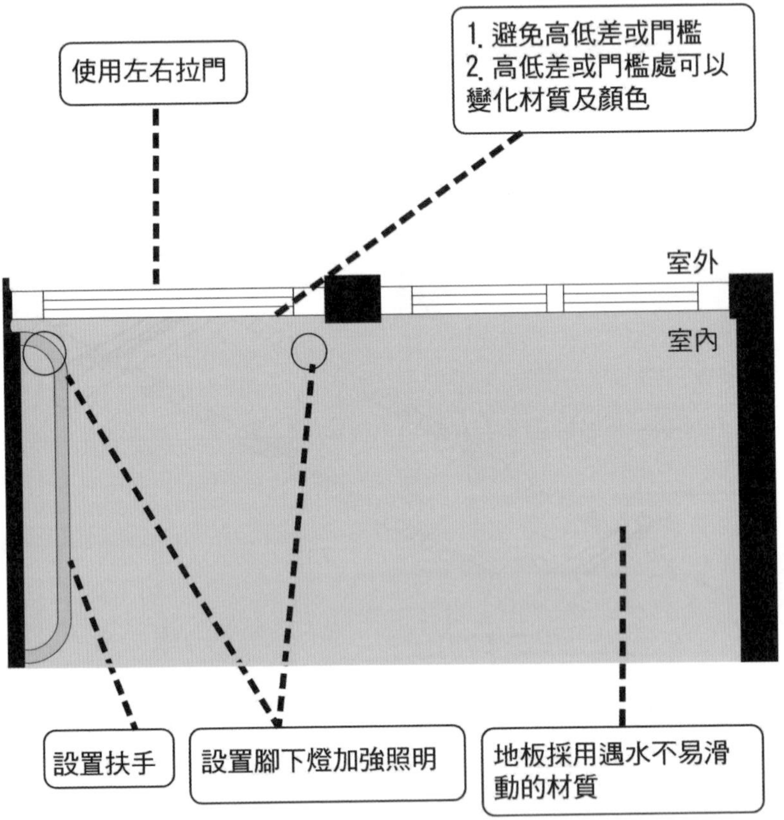

客廳(自推使用者)

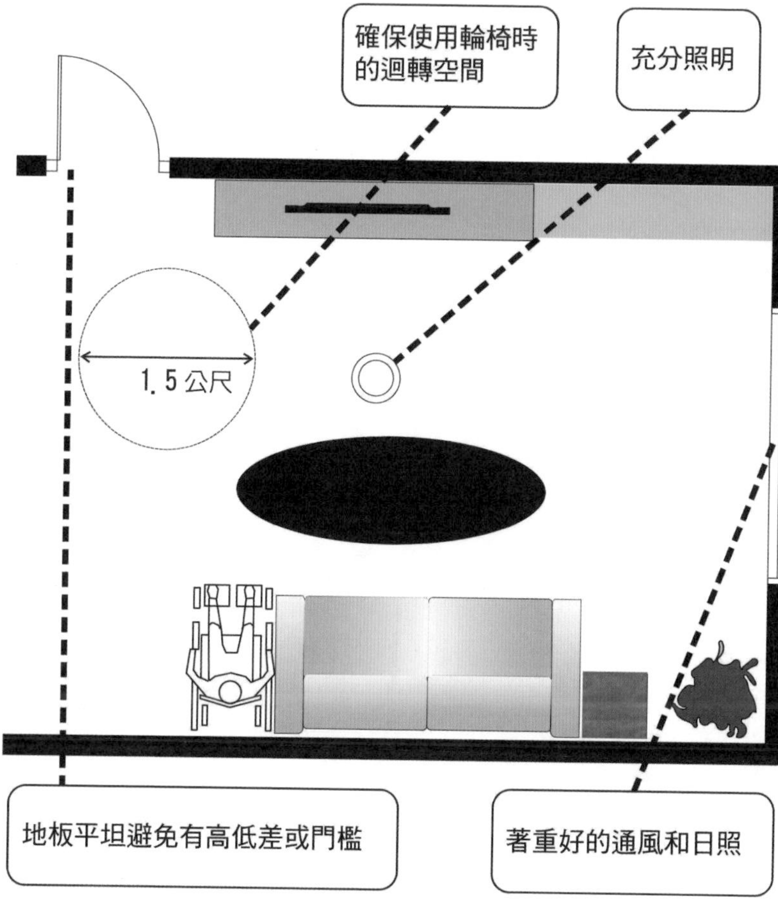
確保使用輪椅時的迴轉空間
充分照明
1.5公尺
地板平坦避免有高低差或門檻
著重好的通風和日照

客廳（衰老可自理者）

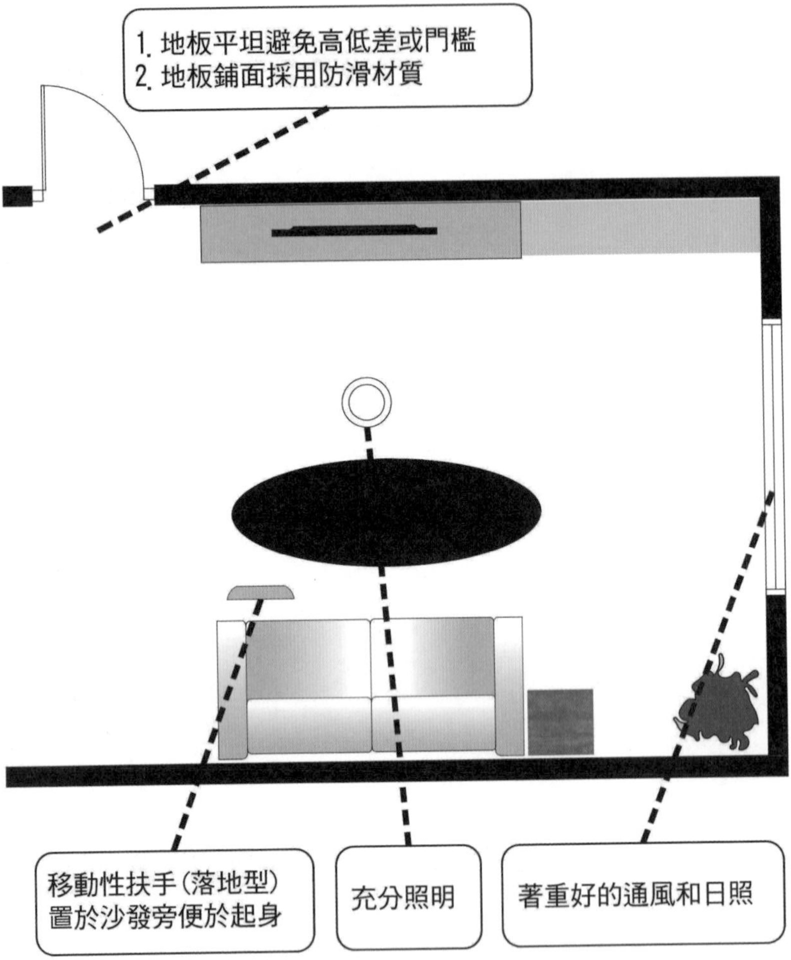
1. 地板平坦避免高低差或門檻
2. 地板鋪面採用防滑材質
移動性扶手（落地型）
置於沙發旁便於起身
充分照明
著重好的通風和日照

餐廳(自推使用者)

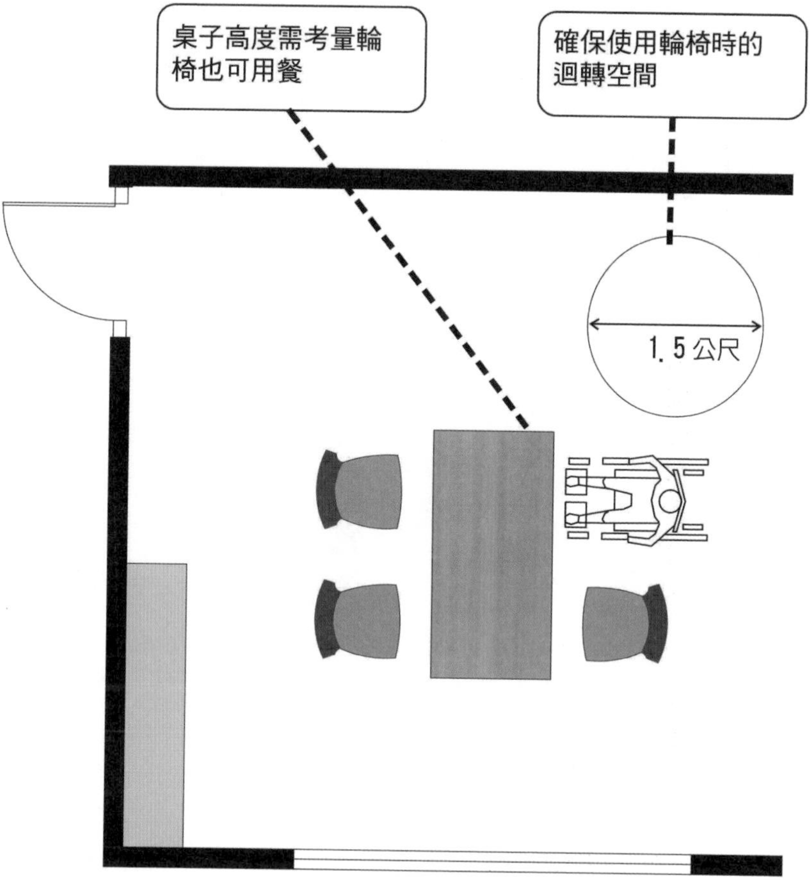
桌子高度需考量輪椅也可用餐
確保使用輪椅時的迴轉空間
1.5公尺

餐廳(衰老可自理者)

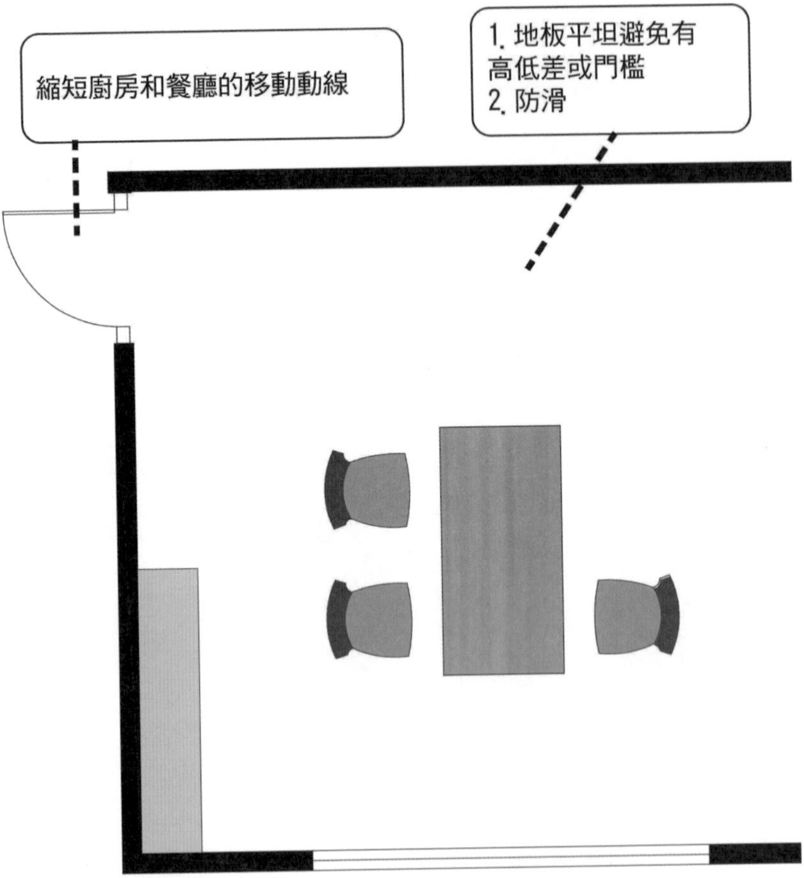

縮短廚房和餐廳的移動動線
1. 地板平坦避免有
高低差或門檻
2. 防滑

廚房(自推使用者)

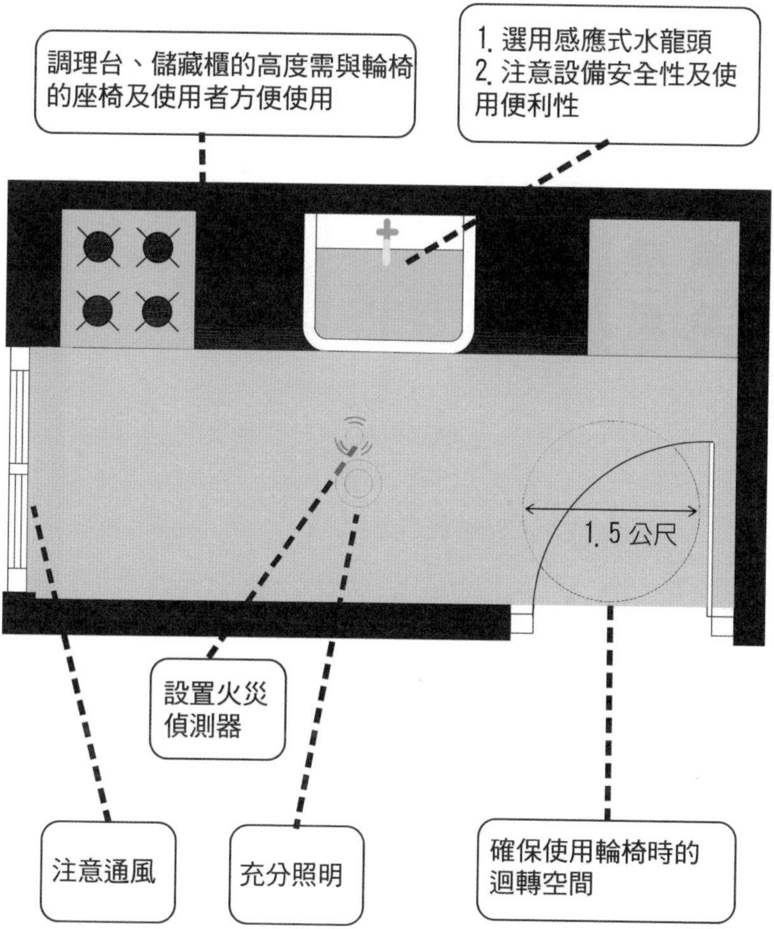
調理台、儲藏櫃的高度需與輪椅的座椅及使用者方便使用
1. 選用感應式水龍頭
2. 注意設備安全性及使用便利性
1.5 公尺
設置火災偵測器
注意通風
充分照明
確保使用輪椅時的迴轉空間

廚房(衰老可自理者)

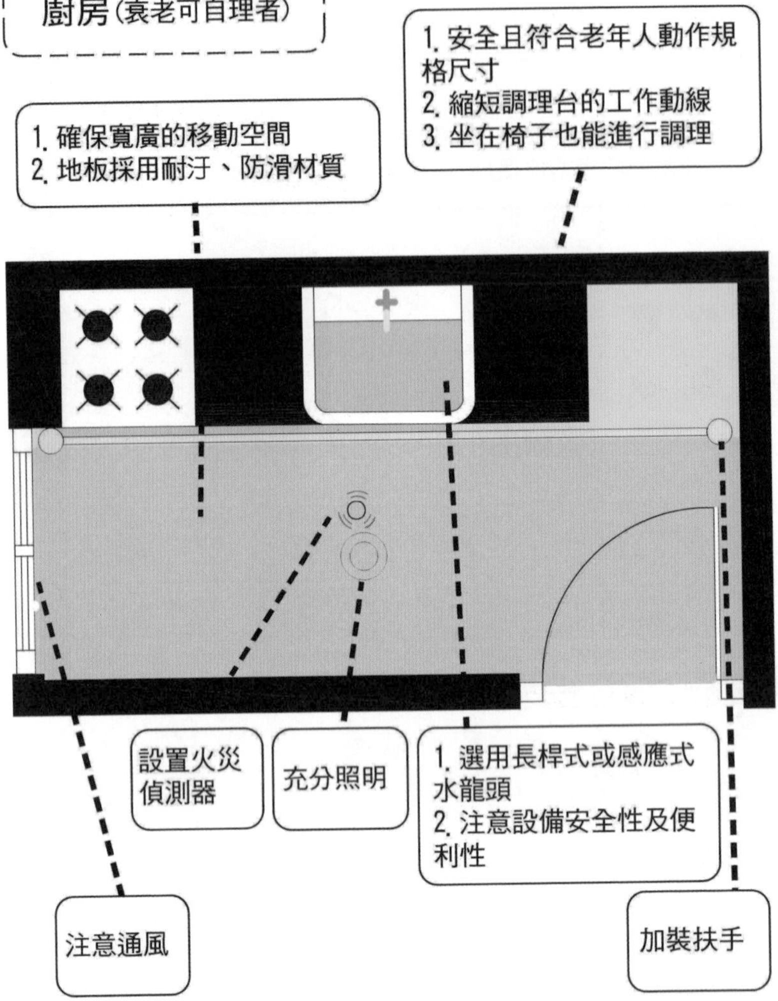
1. 確保寬廣的移動空間
2. 地板採用耐汙、防滑材質
1. 安全且符合老年人動作規格尺寸
2. 縮短調理台的工作動線
3. 坐在椅子也能進行調理
設置火災偵測器
充分照明
1. 選用長桿式或感應式水龍頭
2. 注意設備安全性及便利性
注意通風
加裝扶手

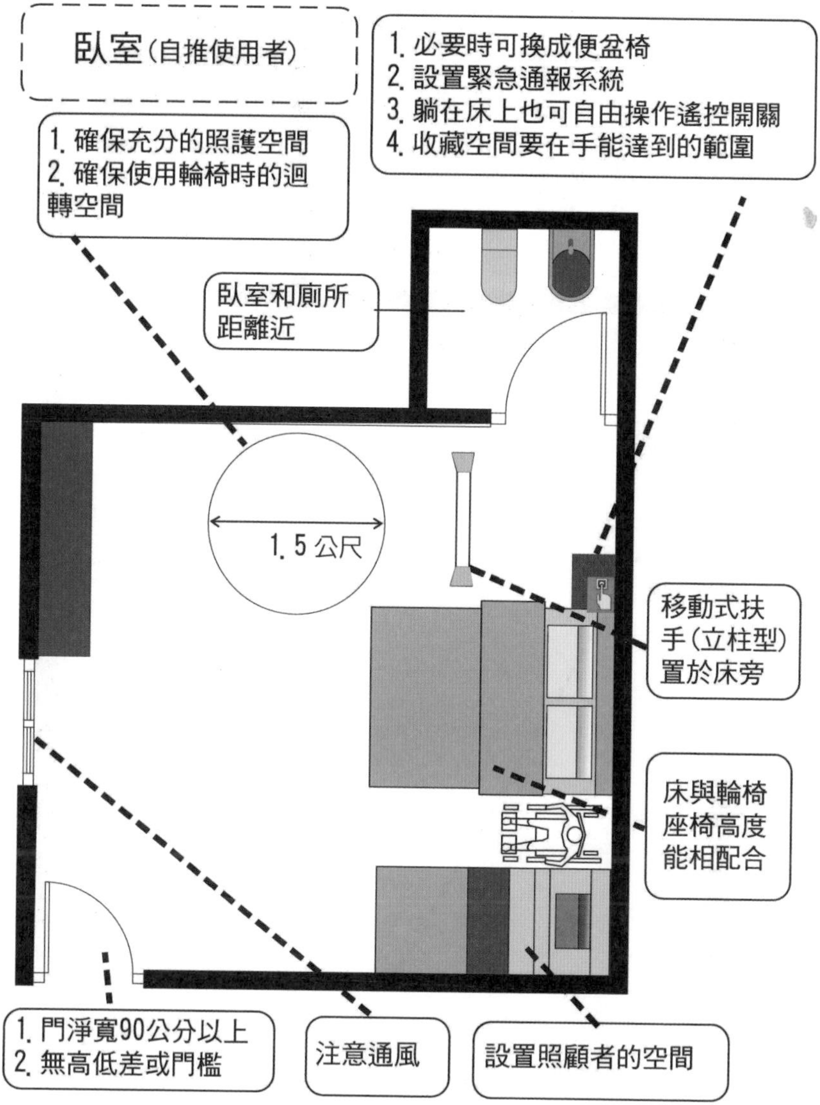
臥室(自推使用者)
1. 確保充分的照護空間
2. 確保使用輪椅時的迴轉空間
1. 必要時可換成便盆椅
2. 設置緊急通報系統
3. 躺在床上也可自由操作遙控開關
4. 收藏空間要在手能達到的範圍
臥室和廁所距離近
1.5 公尺
移動式扶手(立柱型)置於床旁
床與輪椅座椅高度能相配合
1. 門淨寬90公分以上
2. 無高低差或門檻
注意通風
設置照顧者的空間

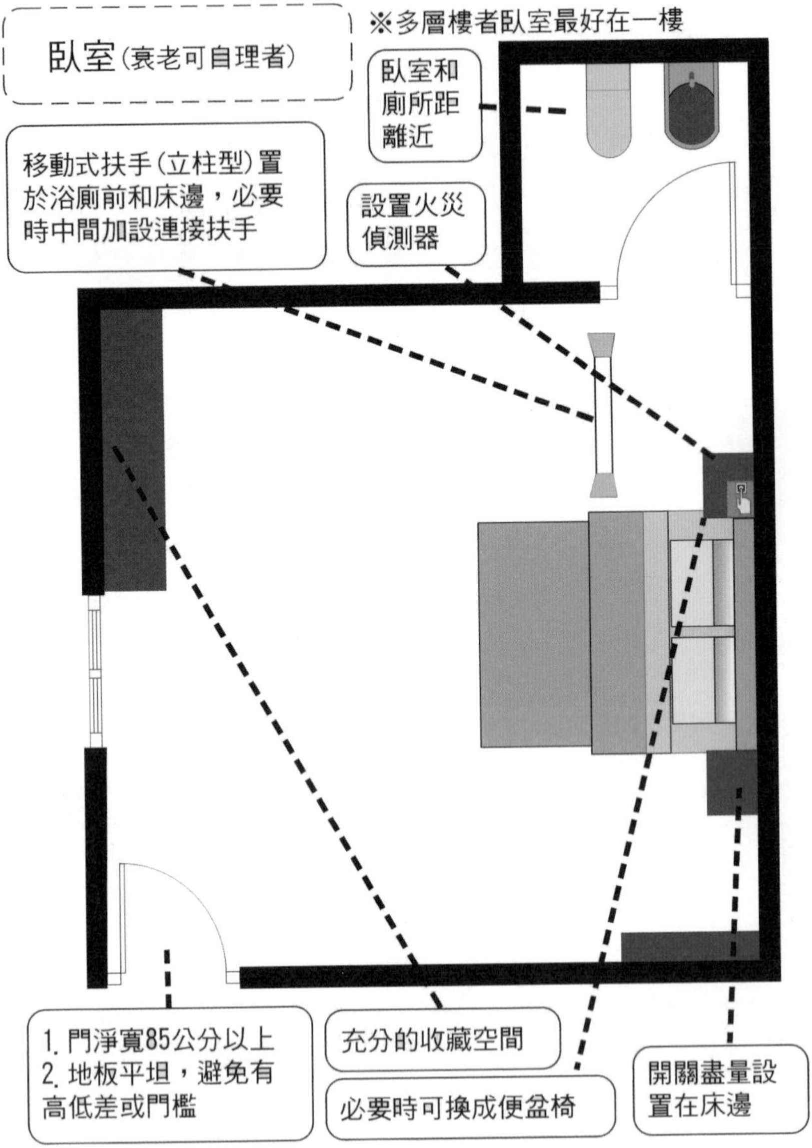
臥室（衰老可自理者）
※多層樓者臥室最好在一樓
臥室和廁所距離近
移動式扶手（立柱型）置於浴廁前和床邊，必要時中間加設連接扶手
設置火災偵測器
1. 門淨寬85公分以上
2. 地板平坦，避免有高低差或門檻
充分的收藏空間
必要時可換成便盆椅
開關盡量設置在床邊

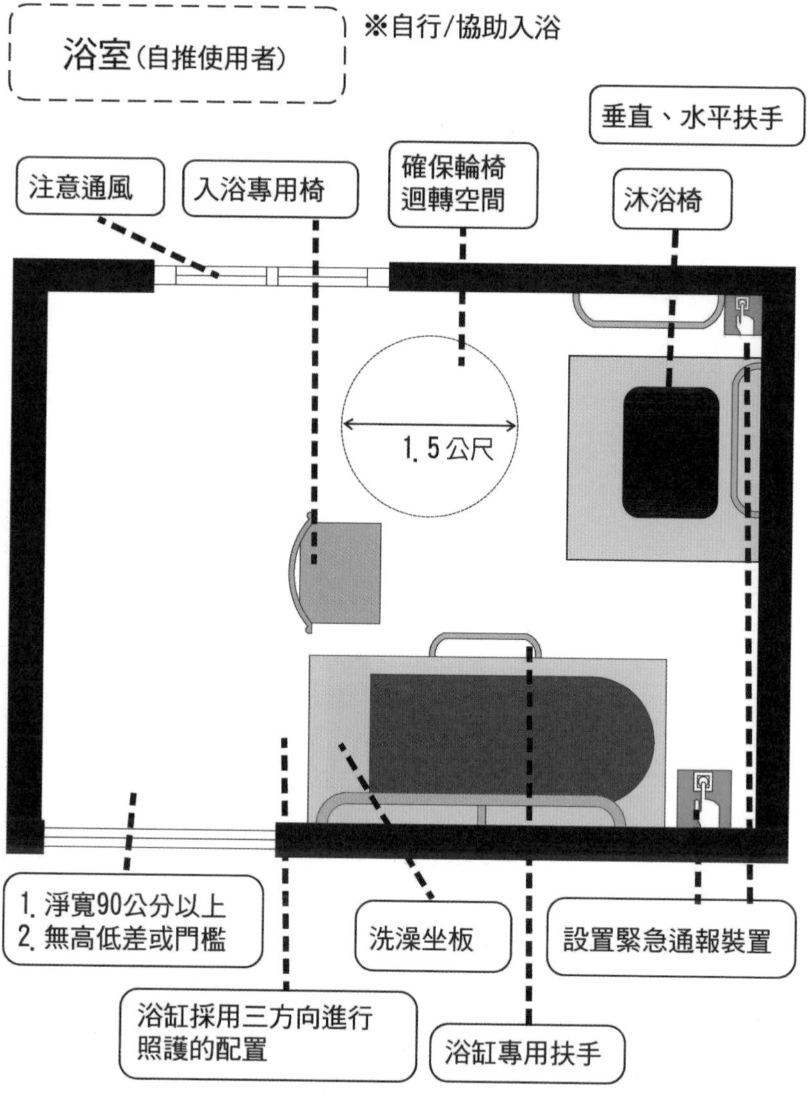
浴室(自推使用者)
※自行/協助入浴
垂直、水平扶手
注意通風
入浴專用椅
確保輪椅迴轉空間
沐浴椅
1.5公尺
1. 淨寬90公分以上
2. 無高低差或門檻
洗澡坐板
設置緊急通報裝置
浴缸採用三方向進行照護的配置
浴缸專用扶手

浴室(衰老可自理者)

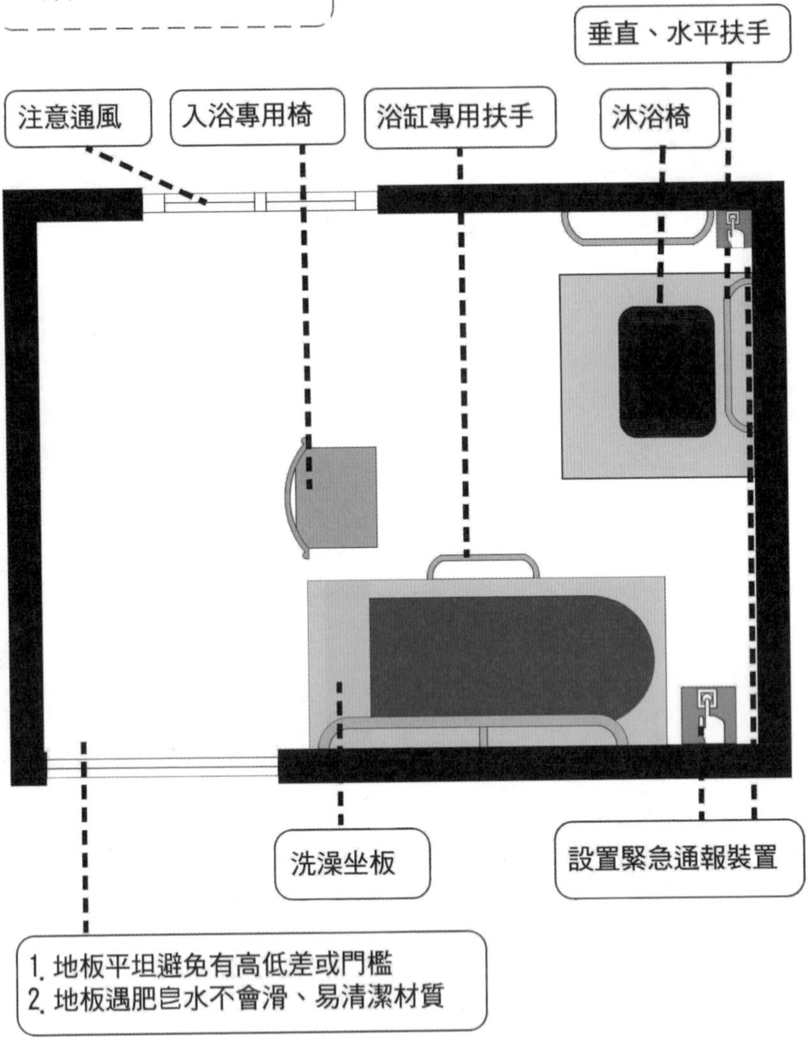
垂直、水平扶手
注意通風
入浴專用椅
浴缸專用扶手
沐浴椅
洗澡坐板
設置緊急通報裝置
1. 地板平坦避免有高低差或門檻
2. 地板遇肥皂水不會滑、易清潔材質

廁所（自推使用者）

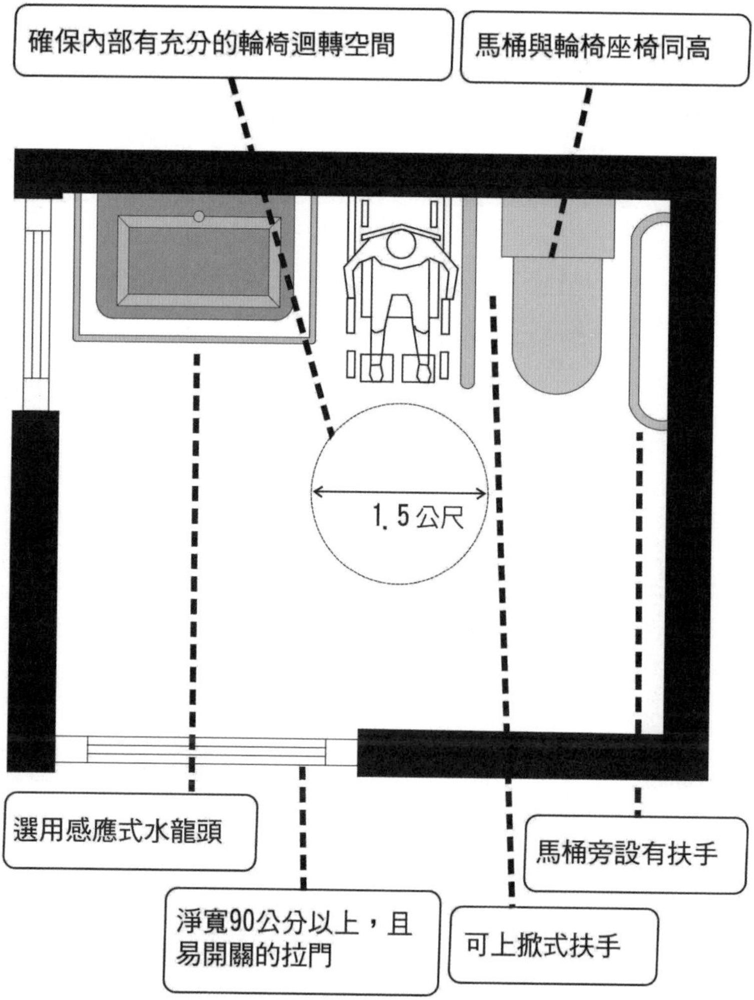
確保內部有充分的輪椅迴轉空間
馬桶與輪椅座椅同高
1.5公尺
選用感應式水龍頭
馬桶旁設有扶手
淨寬90公分以上，且易開關的拉門
可上掀式扶手

廁所(衰老可自理者)

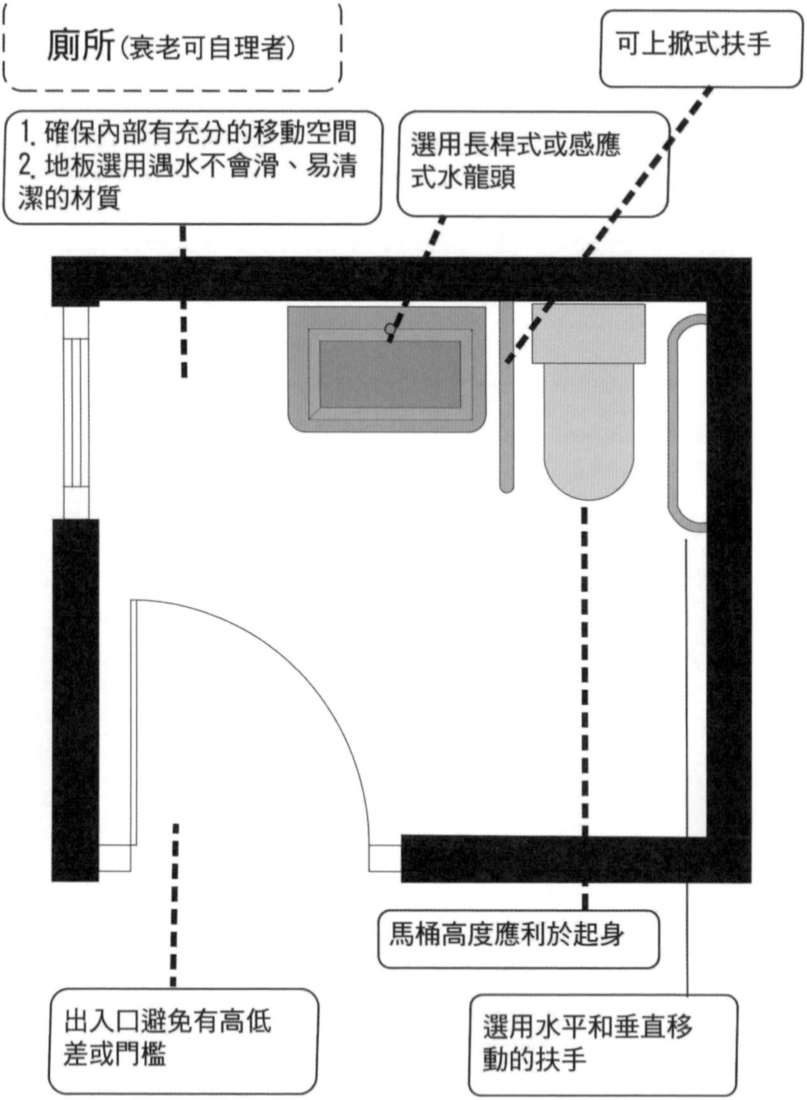
可上掀式扶手
1. 確保內部有充分的移動空間
2. 地板選用遇水不會滑、易清潔的材質
選用長桿式或感應式水龍頭
馬桶高度應利於起身
出入口避免有高低差或門檻
選用水平和垂直移動的扶手

走道(自推輪椅者)

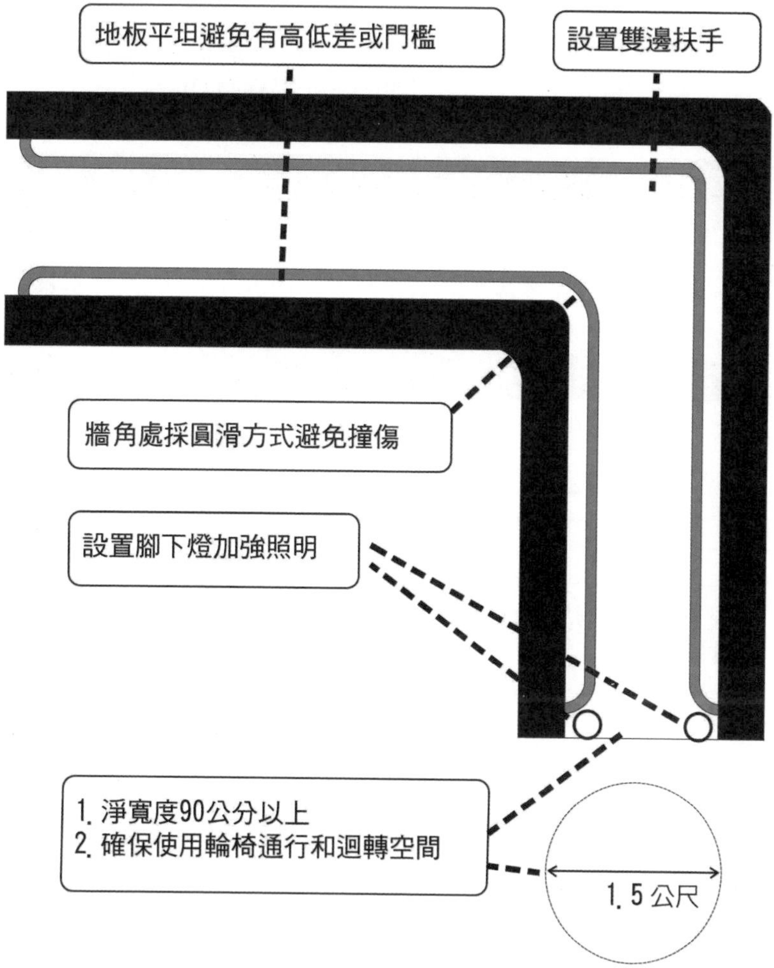
地板平坦避免有高低差或門檻
設置雙邊扶手
牆角處採圓滑方式避免撞傷
設置腳下燈加強照明
1. 淨寬度90公分以上
2. 確保使用輪椅通行和迴轉空間
1.5 公尺

走道(衰老可自理者)

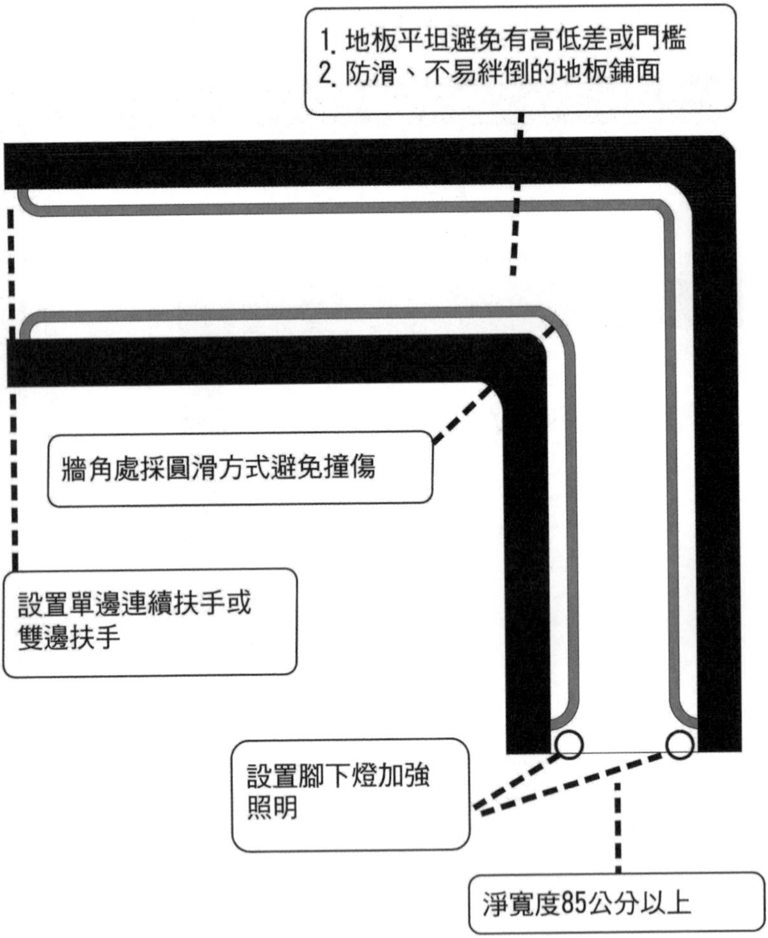
1. 地板平坦避免有高低差或門檻
2. 防滑、不易絆倒的地板鋪面
牆角處採圓滑方式避免撞傷
設置單邊連續扶手或
雙邊扶手
設置腳下燈加強
照明
淨寬度85公分以上

樓梯（自推輪椅者）

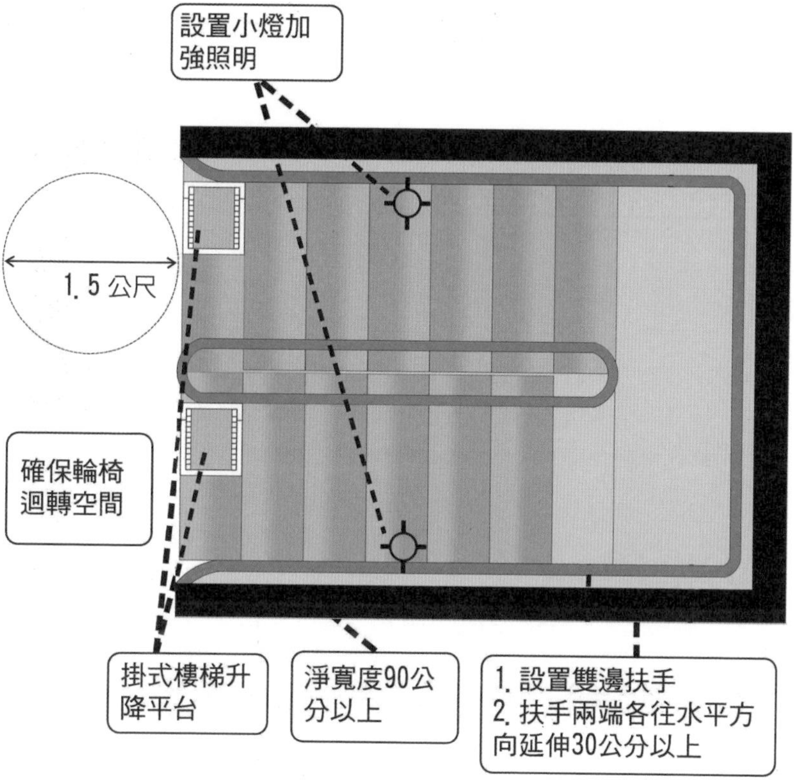
設置小燈加強照明
1.5 公尺
確保輪椅迴轉空間
掛式樓梯升降平台
淨寬度90公分以上
1. 設置雙邊扶手
2. 扶手兩端各往水平方向延伸30公分以上

樓梯(衰老可自理者)

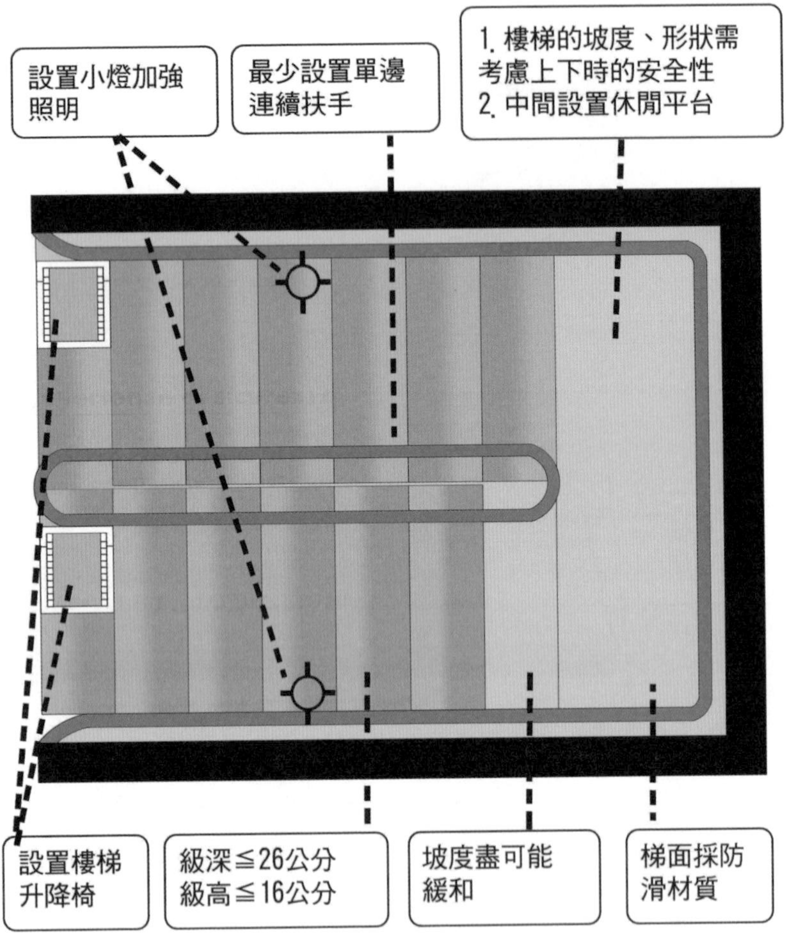
設置小燈加強照明
最少設置單邊連續扶手
1. 樓梯的坡度、形狀需考慮上下時的安全性
2. 中間設置休閒平台
設置樓梯升降椅
級深≦26公分
級高≦16公分
坡度盡可能緩和
梯面採防滑材質

不是所有長輩都適合同居照顧

雖然大多數老人家會希望與家人同住，但也有老人家喜歡與伴侶單獨居住或自居，包括沒有家人的獨居者。他們可能單獨住在自己的宅居，也可能是屬於團體式的老人住宅，或是安養機構裡。

在居住的環境空間裡，關於安全的考量設計與一般居家相關設計理念都是相同的，倒是在照顧者的照顧方式上，會與一般居家的照顧者有些不同的選擇方式。為了讓長輩或受照顧者能獲得良好的照顧，也讓照顧者能夠不疲於奔走，應該思考以長輩為中心提供最佳的生活照顧。

七十五歲的楊爺爺身體狀況還算健朗，雖然老伴先走一步，但他不想離開和老伴相守一輩子的房子，於是決定不搬去和兒子同住。但是兒子看著年紀逐漸老邁，走路有些蹣跚的爸爸，不免擔心一個老人家獨自在家，萬一發生事故無法立即照應，更何況爸爸的三餐一向是媽媽在準備，又該如何因應？擔心長輩各項生活問題是無法與長輩同住的子女們最常見的困擾。

如果長輩真的堅持自己居住，最好先檢視現居住宅的各種設計與設備，是否合乎適宜老人家的居住環境，如果必要，最好先改裝與設計，確保老人家的居家安全。至於老人家的飲食或是居住環境的清潔打掃問題，則可向在地政府或社會機構申請居家服務。如此一來，有服務員定期定時前往照看老人家的需求，可減輕無法同住子女們的負擔。

如何選擇合適的照顧機構

就算年紀已長，但仍有自己的主張和想法，照顧者一定要懂得傾聽長輩的需要，但隨著照顧者因為工作、經濟或是受照顧者的健康情況急遽惡化，家人無法照顧等各種環境因素的改變，為了讓老人家獲得最好的照顧，當無法在家照顧時，照顧機構是另一種選項。

怎樣的照顧機構才是最好的選擇？當然必須要以長輩為中心，同時依據老人的性別、失智、失能、城鄉等屬性，提供適當的生活照顧，除了生活陪伴者外，還需要有醫護人員、社工人員等提供專業服務。在硬體空間上，應該塑造出家的感覺，讓受照顧者感受到照顧中心並非收容所，而是他們溫馨舒適的生活場域。無障礙的生活環境、具開放性與生命感的交流活動空間都是照顧機構所應具備的環境特色，尤其是在受照顧者的個人生活空間裡，最好能放置親人的照片或受照顧者所熟悉的物品，讓受照顧者生活在他熟悉懷舊的生活場所，可以穩定受照顧者的情緒，對失智的受照顧者來說尤其重要。

在照顧機構的居住環境中，他們的空間規劃和一般居家大致相同，只是多了些公共的生活場域空間。而這也會因為照顧機構的規模大小有些差異，規模較小者或屬社區型的照顧機構，家的感覺會較濃厚，由於受照顧者人數少，服務品質也會提升，加上社區型照顧機構通常會離受照顧者的家人住所較近，可方便家人探望，增加彼此相處的機會與時間。

無論照顧機構規模大小，個人空間、公共空間、活動空間等規劃設計概念都是必須具備的，包括相關的監護、醫療等系統也都是必備的空間規劃。

在這些公共的生活場域裡，又該留意哪些安全性設計呢？還是要從老人家的身體機能來考量。

即使是在照顧院所，除了硬體空間規劃和設備應用外，還要有明確的圖字標示指引，路徑要單純、需容易發現。此外，營造一個具有溫馨氛圍的環境很重要，同時也要讓居住在這裡的受照顧者感覺受到尊重，並且保護他們的隱私，例如給予自尊的浴室、廁所、自己的居室與收納空間等，同時提供適當的環境刺激與挑戰機會以及資訊交流的空間，這裡必須要有人的溫度與感情。

公共走廊（自推輪椅者）

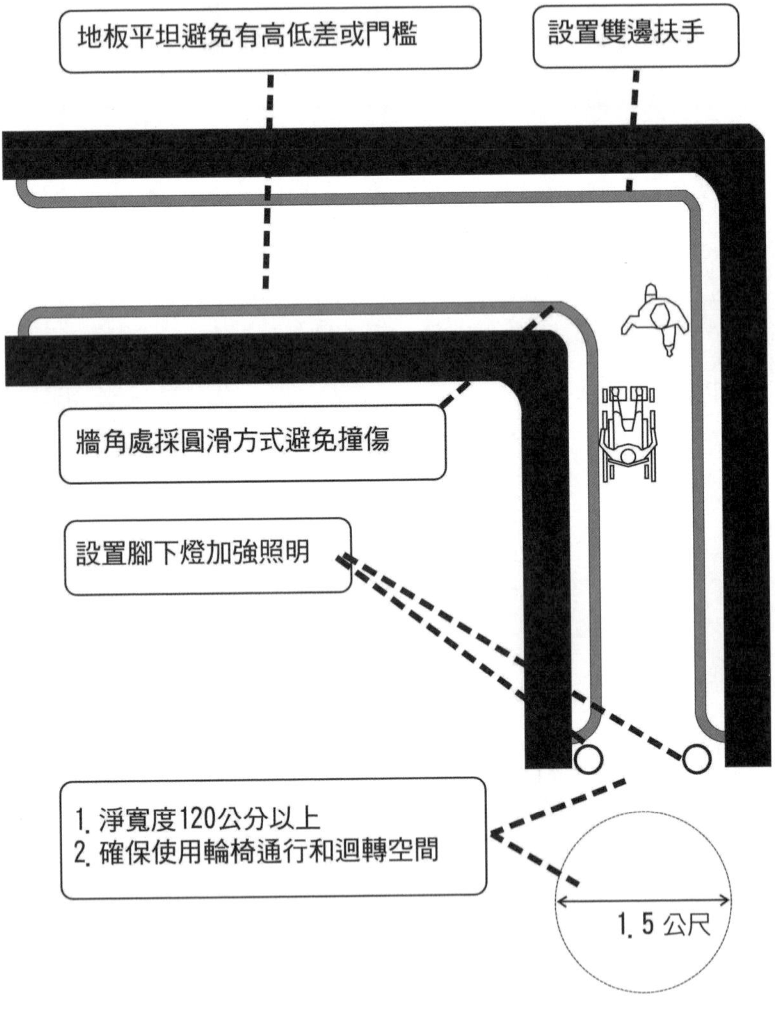
地板平坦避免有高低差或門檻
設置雙邊扶手
牆角處採圓滑方式避免撞傷
設置腳下燈加強照明
1. 淨寬度120公分以上
2. 確保使用輪椅通行和迴轉空間
1.5 公尺

公共走廊(衰老可自理者)

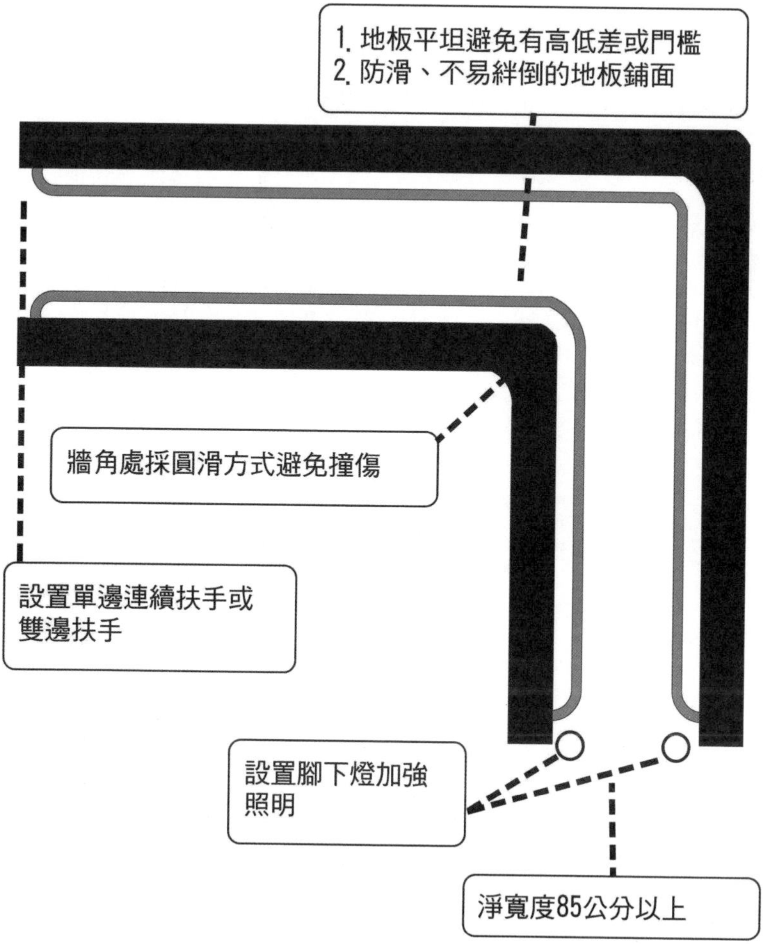
1. 地板平坦避免有高低差或門檻
2. 防滑、不易絆倒的地板鋪面
牆角處採圓滑方式避免撞傷
設置單邊連續扶手或雙邊扶手
設置腳下燈加強照明
淨寬度85公分以上

出入口（自推輪椅者）

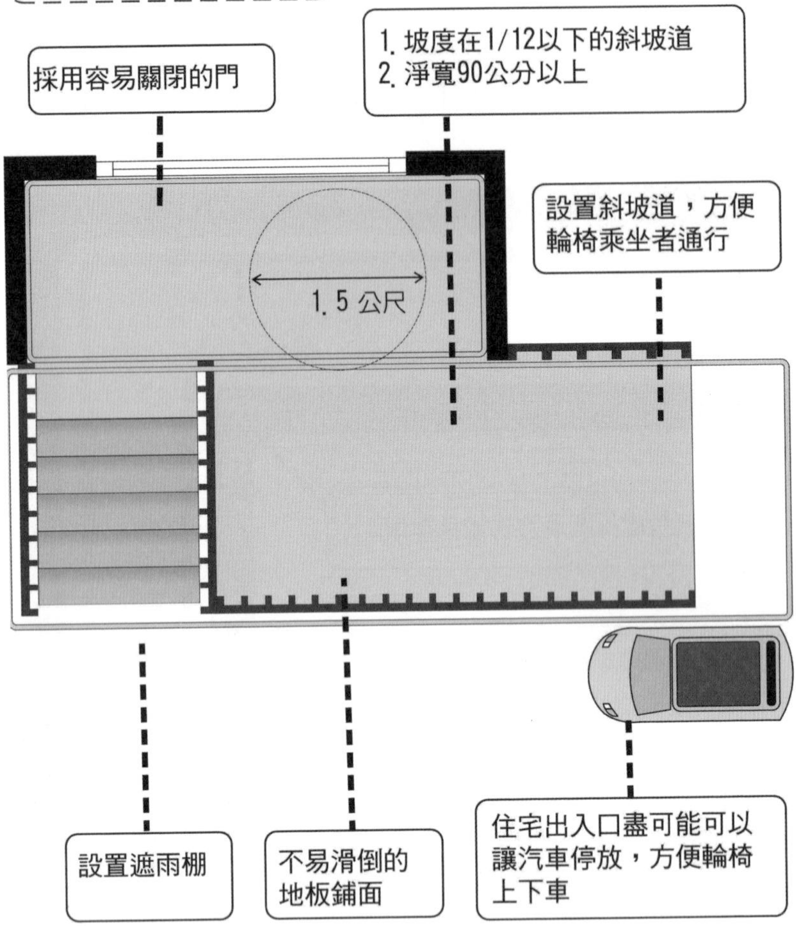

採用容易關閉的門
1. 坡度在1/12以下的斜坡道
2. 淨寬90公分以上
設置斜坡道，方便輪椅乘坐者通行
1.5 公尺
設置遮雨棚
不易滑倒的地板鋪面
住宅出入口盡可能可以讓汽車停放，方便輪椅上下車

出入口(衰老可自理者)

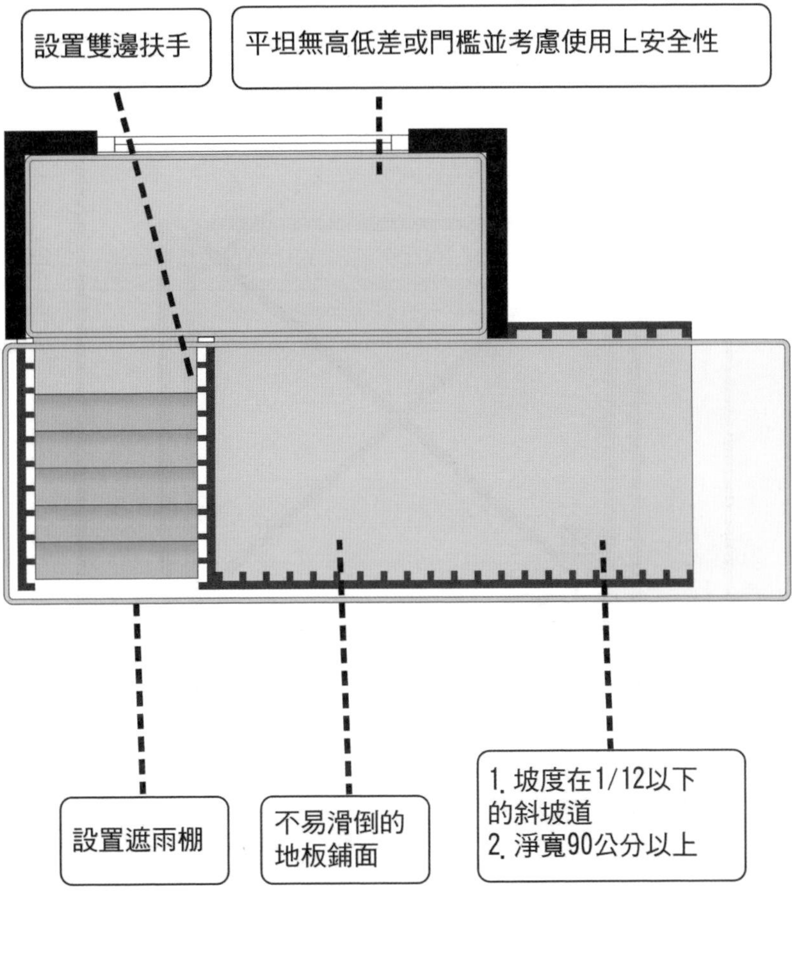
設置雙邊扶手
平坦無高低差或門檻並考慮使用上安全性
設置遮雨棚
不易滑倒的地板鋪面
1. 坡度在1/12以下的斜坡道
2. 淨寬90公分以上

電梯（自推輪椅者）

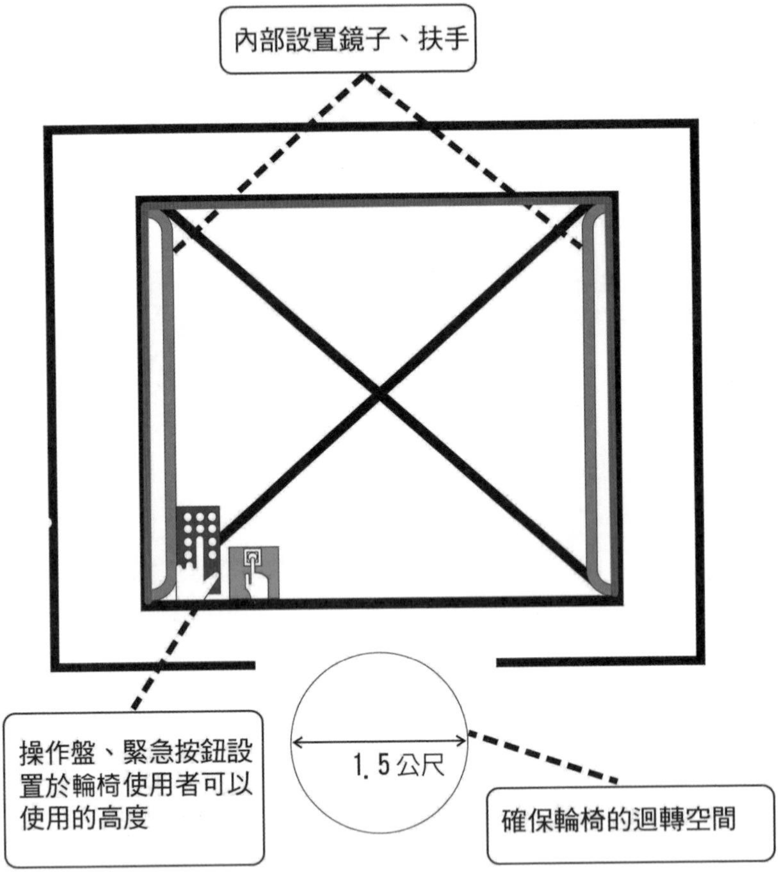

內部設置鏡子、扶手
操作盤、緊急按鈕設置於輪椅使用者可以使用的高度
1.5公尺
確保輪椅的迴轉空間

電梯(衰老可自理者)

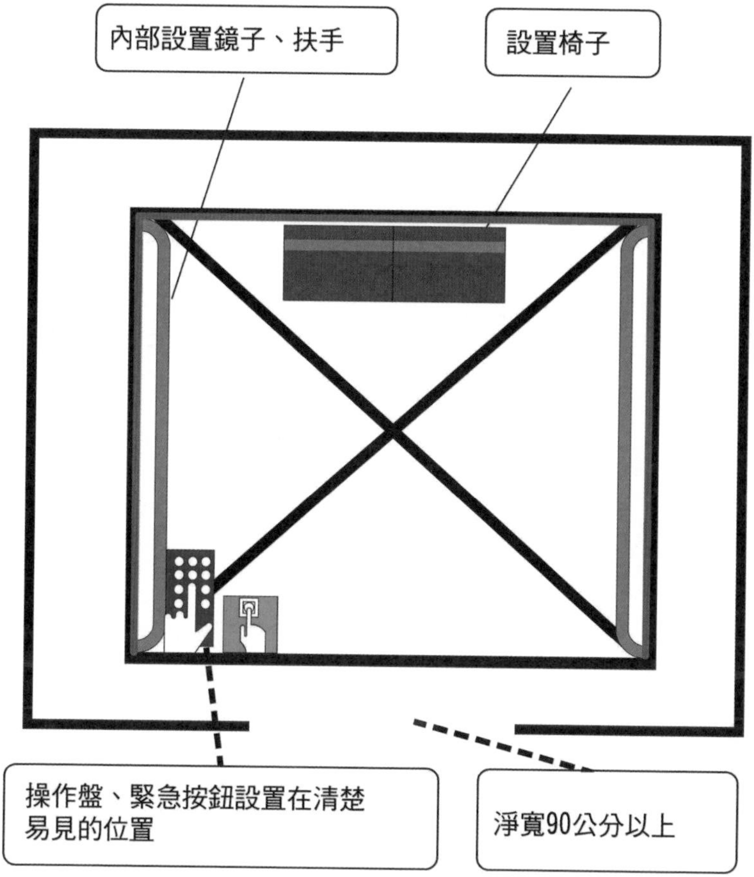
內部設置鏡子、扶手
設置椅子
操作盤、緊急按鈕設置在清楚易見的位置
淨寬90公分以上

居住輔具的準備與應用

在居家環境裡，除了空間設計需要符合老人家的身心機能需求，在家具或生活起居的設備上也需要具備各種機能輔助，才能完備給予受照顧者舒適的安全居住環境。

這裡提供幾項輔具的參考與建議：

真空防滑扶手

輔具功能：

1. 真空吸盤安全扶手可置於洗手台、浴缸旁、馬桶旁等空間，提供受照顧者支撐所在，預防跌倒機率。
2. 安裝容易不需鑽牆，強力吸盤具真空安全標示，確保安裝穩固。

適用對象：

銀髮族、走路不穩者。

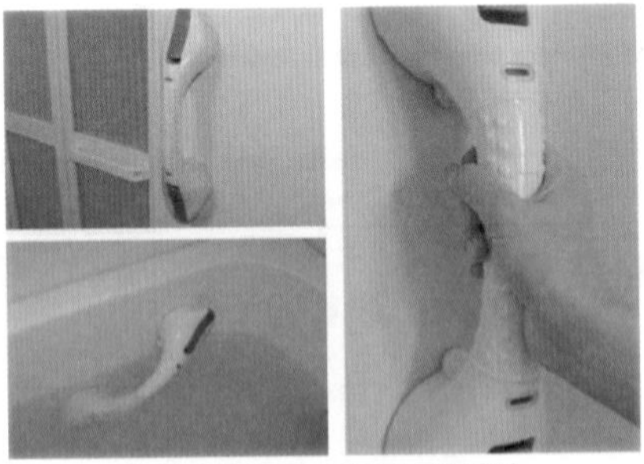

真空防滑扶手（樂齡網提供）

沙發輔助起身手把／扶手

輔具功能：

1. 沙發輔助起身扶手可置於沙發、椅子、躺椅上，雙支撐的手把設計讓受照顧者在起身或坐下時有所依靠，並減輕對腰部、足部的負荷。
2. 可針對使用者習慣做高度、深度的調整。

適用對象：

銀髮族、走路不穩者。

木製段差消除斜坡板

輔具功能：

1. 消除家中高低門檻路障，輕易建構無障礙空間。
2. 表面具防滑溝縫、止滑塗料處理，邊端採圓弧設計。

適用對象：

銀髮族、走路不穩者、孕婦。

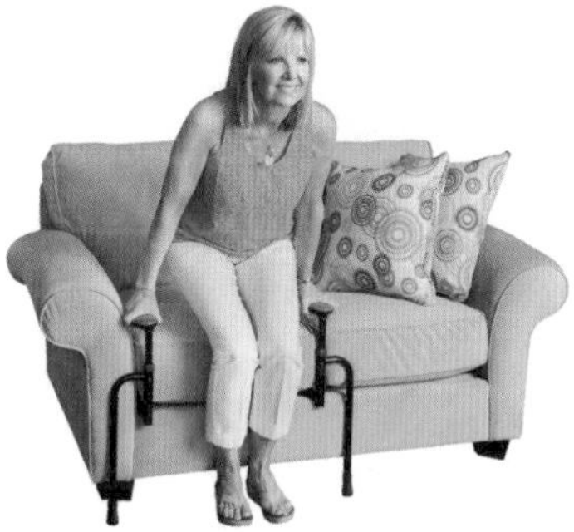

沙發輔助起身手把／扶手
（樂齡網提供）

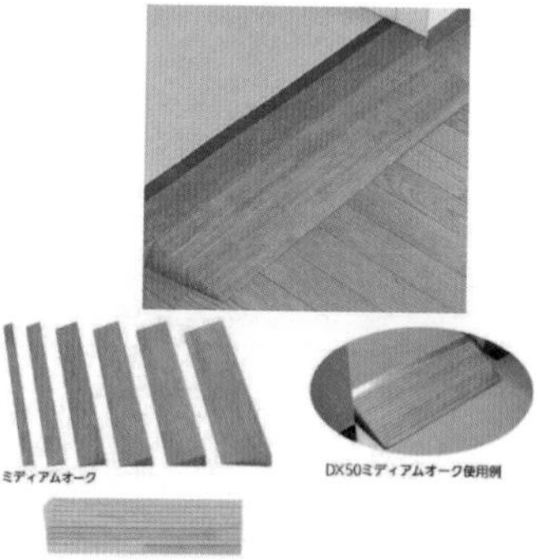

木製段差消除斜坡板
（樂齡網提供）

可摺疊居家電動床

輔具功能：

1. 採用無接縫式床墊，分散壓力，並有頭部、腿部雙馬達分別升降，無段式操控可停在最舒適的角度。
2. 附有四腳輪固定墊，安全穩固不傷地板；附兩個護欄把手，可依需求安裝於床邊，不僅方便上下床，亦可預防睡覺跌下床。
3. 平常不用時，單人即可在十秒內將床站立收納，節省空間。

適用對象：

銀髮族、會簡單遙控操作者且可自行操作升降者、病患。

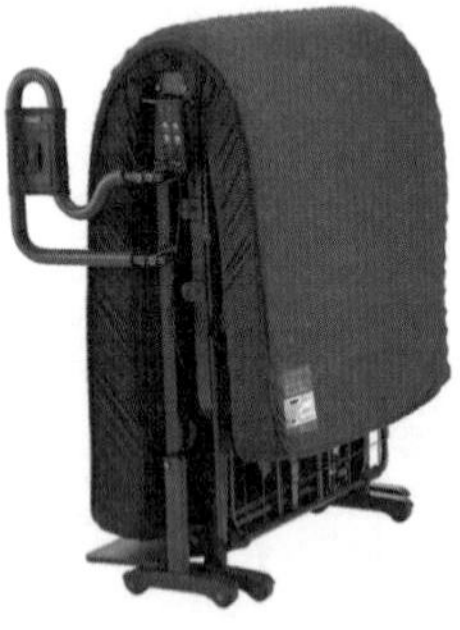

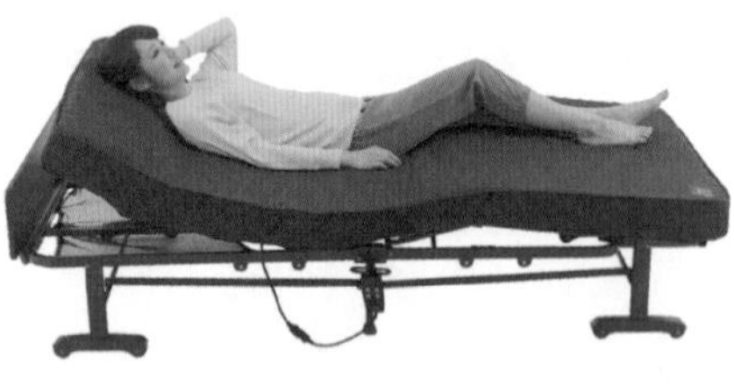

可摺疊居家電動床
（樂齡網提供）

緊急救援通報器

輔具功能：

1. 受照顧者發生跌倒或身體不適等狀況時，只要按下緊急求救通報器的求救鈕，主機便會撥出預設的電話號碼，發出求援語音訊息。
2. 受話者收到求援訊息後，即可和求救端進行雙向對講和監聽，並採取最快的救援行動。

適用對象：

行動不便者、獨居老人、病患。

走入式防跌開門浴缸

輔具功能：

1. 以開門設計消除浴缸壁與地板的高度問題，長輩可自行進入浴缸內淋浴、泡澡。
2. 可坐著沐浴。
3. 有防滑設計，避免滑倒。

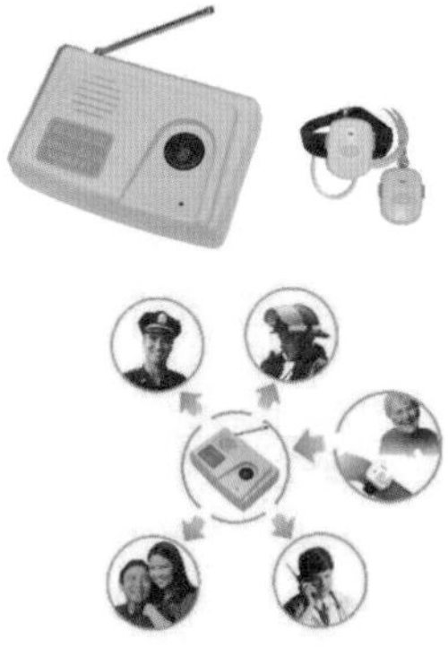

緊急救援通報器（樂齡網提供）

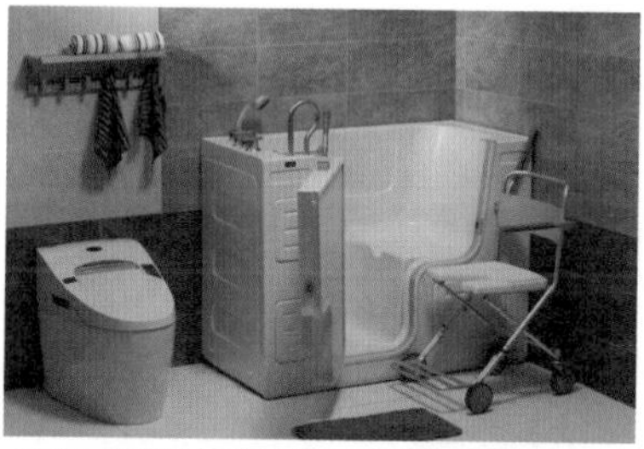

走入式防跌開門浴缸（天群醫療提供）

適用對象：

銀髮族、身障者、孕婦。

日式三百六十度旋轉洗澡椅

輔具功能：

1. 三百六十度旋轉與可掀式扶手的設計，方便受照顧者進行位移及轉身，以利看護者無礙地協助洗澡。
2. 五段式高度可依個人需求調整。腳架支撐大於座寬，加強乘坐與起身時的穩定性。

適用對象：

銀髮族、無法自行改變坐姿方向者。

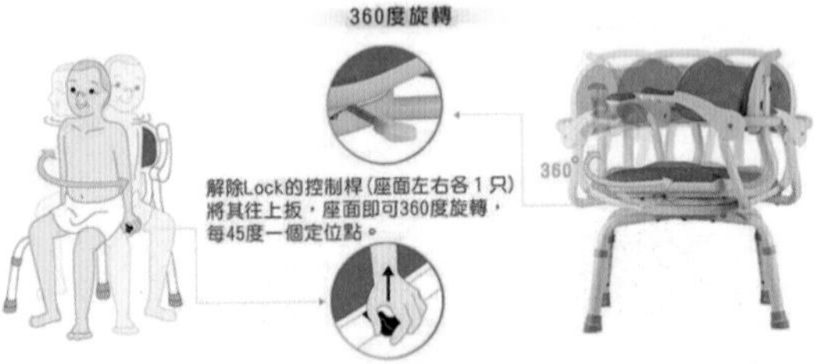

360度旋轉
解除Lock的控制桿(座面左右各1只)將其往上扳，座面即可360度旋轉，每45度一個定位點。
360°

日式三百六十度旋轉洗澡椅（樂齡網提供）

洗頭洗澡椅

輔具功能：

1. 能讓長輩躺著洗頭，有助於放鬆心情，又不會讓洗頭髮的水流入眼睛。
2. 結合沐浴、便器、如廁、移位、輪椅等多功能。
3. 依人體工學設計，操作簡易，可避免造成照顧者背部傷害。

適用對象：

行動不便者、癱瘓者。

各式安全扶手

輔具功能：

1. 扶手根據空間位置與功能不同，有各種不同設計。
2. 在浴室、廁所以及受照顧者的床旁也最好設置安全扶手，以保障受照顧者的起居安全。

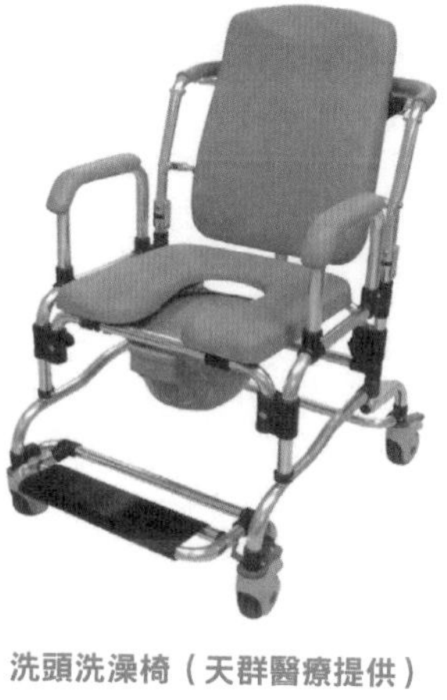

洗頭洗澡椅（天群醫療提供）

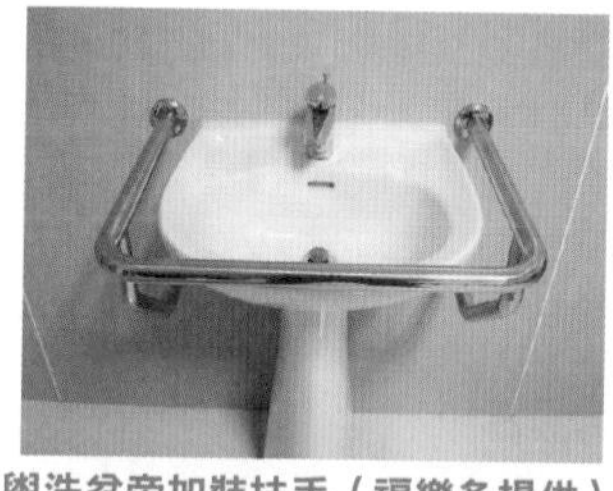

盥洗盆旁加裝扶手（福樂多提供）

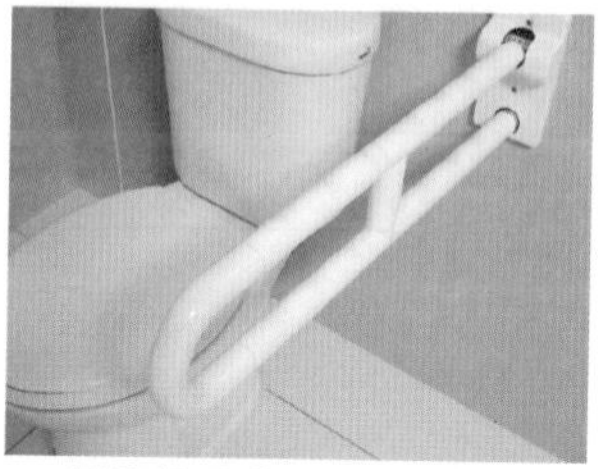

馬桶扶手（福樂多提供）

適用對象：

銀髮族、行走不穩者。

一字型木質安全扶手

輔具功能：

1. 安裝於廁所、臥室、走廊及玄關等空間，提供受照顧者居家行動的安全支撐。
2. 實木材質及特殊紋路，提升觸感與握著力，扶手上具有夜光塗料，夜間起身亦可清楚看到。

適用對象：

銀髮族、行走不穩者。

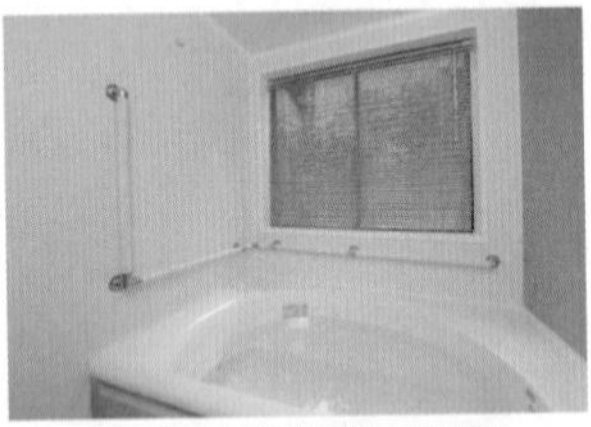

浴缸扶手（福樂多提供）

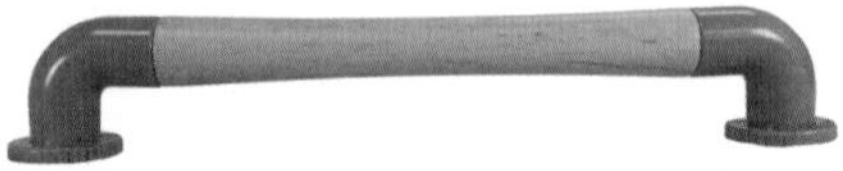

一字型木質安全扶手（樂齡網提供）

輔具DIY

斜坡板／段差板（購買現成／自行製作——木板訂製）

可購買木板自行製作：

1. 找一與階梯高度一樣的木箱。
2. 將木箱置放於階梯下。
3. 將木板置放於上固定不晃動即可。

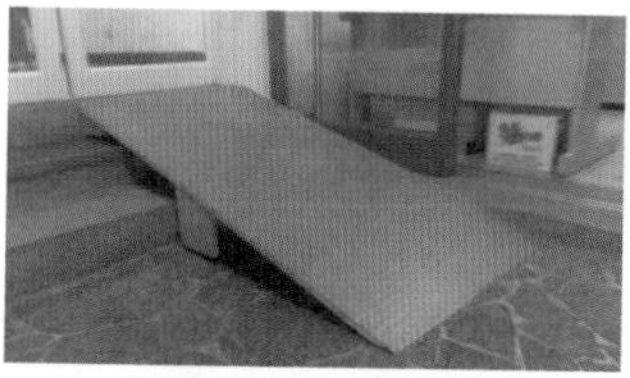

斜坡板（作者提供）

單元一

安心小叮嚀

確保受照顧者的居住安全

提供受照顧者安全舒適的居住環境，是讓受照顧者恢復健康很重要的環節，在這裡要特別提醒對失智受照顧者居住環境的改善。

1. 確保環境的安全與安定：失智者對於自己的身體與認知是有障礙的，一個簡潔的環境可以讓他們感受到安全與情緒的安定。
2. 強化環境的認知感與方向感：失智者經常會產生時空混亂的情況，所以要提供他們規律的時間指標和明確的路徑指示，讓他們可以習慣，有安全感。
3. 鼓勵失智者選擇自己的生活，讓他們自己決定居住環境，讓他們使用自己的家具、裝飾品，提供他們熟悉的生活環境。

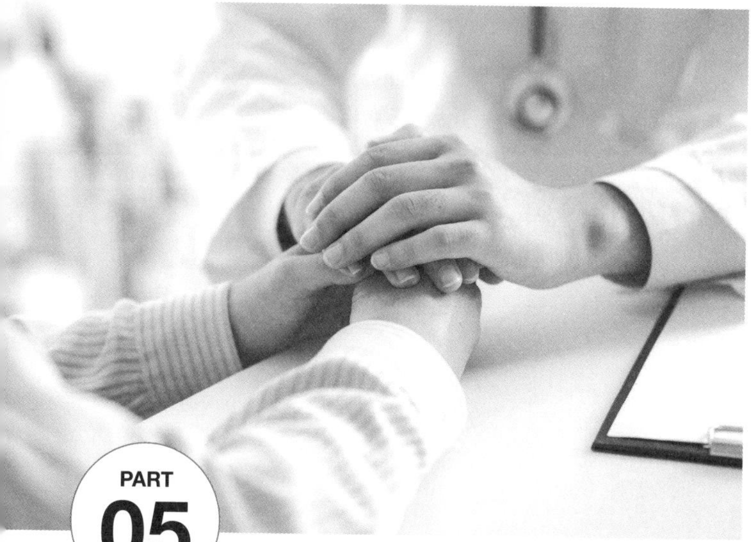

PART 05

一步一步地往前走

——行動篇

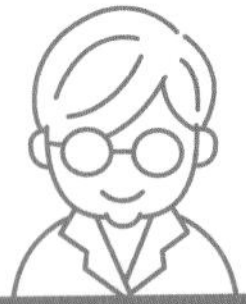

Author's advice

「要活就要動」是大家耳熟能詳，也是身體運轉的規則，筆者不僅理解，也因曾經中風臥病在床三週且後續復健長達兩年，而有很深的感觸——「非不爲也，乃是不能也」。因此知道即使照顧者與失能長輩有很多共同的期待，也會因著身體上的限制而有落差，這個時候在相處上就需要有更多的包容。

也因爲身體上的限制卻又期待自主行動，這件事對照顧上的雙方皆非常重要，過往刻板印象會希望照顧到無微不至，而在急性後期的照顧卻是要適時的鼓勵失能者自立，因此選擇適用的輔具就顯得非常的重要。失能長輩自主行動的意義是建立自信的重要關鍵，同時也是讓照顧者可以喘息的關鍵，如此一來才能建立長久的照顧型態，台灣也可以邁向「自立支援」（註4）的理想目標。

緊握他們的手，一起走

「我看見他戴著黑布小帽，穿著黑布大馬褂，深青布棉袍，蹣跚地走到鐵道邊，慢慢探身下去，尚不大難。可是他穿過鐵道，要爬上那邊月台，就不容易了。他用兩手攀著上面，兩腳再向上縮；他肥胖的身子向左微傾，顯出努力的樣子。這時我看見他的背影，我的淚很快地流下來了。」這是現代作家朱自清作品〈背影〉裡的一段文字，所描寫的正是他與父親兩人的一段故事，彼此愛護和心疼的情感流露在字裡行間。是的，無論我們長得多大，父母都會疼惜孩子，但父母卻在我們年齡不斷增長中，逐漸老去，他們的行動也會隨著身體機能的老化變得遲鈍，甚至行動不便。但父母走過的路，也將是我們未來可能會經歷的生、老、病、死等過程。

註4：
日本早在一九八〇年代開始推動由竹內孝仁教授提出的「自立支援」，不包尿布、不臥床、不約束，協助長輩提升自主生活能力，減輕照顧負擔。「自立支援」是日本介護保險的核心精神，兩大原則包含：所有國人都必須維持自己健康、避免失能；所有服務提供單位必須著重讓長者自立生活。

所以，對於我們所珍惜的家人、長輩更要及時付出關懷，和他們一起走過歡樂歲月，而不是徒留他們的背影感歎涕泣。讓我們一起關心長輩們逐漸老化的身體，陪伴他們、協助他們，有一天，他們的腳站不穩、走不動了，也請緊握他們的手，幫助他們慢慢地安然走過，就如同我們在孩提時，他們牢牢牽著我們的手，一步一步地往前走。

肌耐力訓練運動

有時候清晨到公園運動，發現很多爺爺奶奶會一起跳舞、打太極拳，但有些爺爺奶奶則是坐著輪椅由家人或外勞推出來曬太陽。每每看到這對比畫面，都會讓筆者感觸很深，人們邁入老年之後，如果能夠行動自如，依舊可以抬頭挺胸、不會彎腰駝背顯老態，保有自己的獨立自主是最幸福的事情了。要有好的生活品質，年輕朋友可以趁年輕改變生活習慣，保持運動讓自己的肌力與肌耐力維持良好狀態，相信在未來邁入老年依然能夠身體健朗，健步如飛，而老人家一樣可以藉由簡單的運動，讓自己保有體力與健康。

老人家老化的初始就是腿部無力，衰老初期會出現平衡感變差、腳會出現僵硬無力的狀況，由於下肢無力導致容易發生跌倒意外與危險，所以只要能持續保持運動習慣，進行肌力訓練，就能夠讓下肢減緩老化的發生。

現在醫學也都在強調要活躍老化，老人家一樣可以很青春的，當然這裡所謂的肌力對於老人家來說，是以有氧方式的持久性肌耐力訓練。衛福部國民健康署就此提供相關運動處方，準備一張椅子，就可以讓老人家成為「有肌」體喔！

肢體柔軟度訓練

方式①：弓箭步

手扶椅或牆，一腳前一腳後，雙腳腳跟不離地，後腳拉直有緊繃感，動作靜止十秒後，前後腳互換，重複五次。

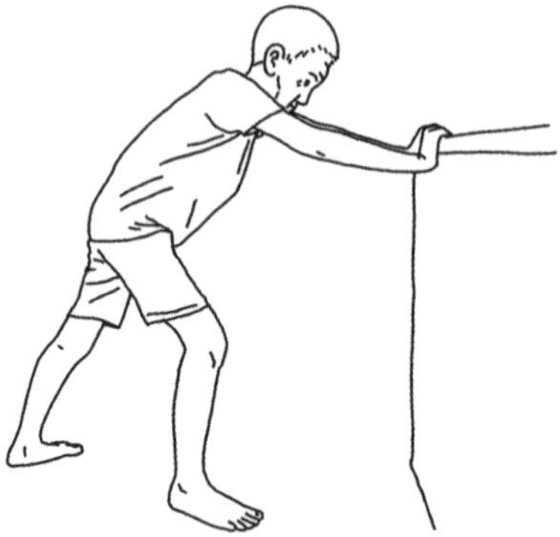

方式①

方式②：雙肩旋轉

雙肩往前或往後旋轉，各重複十次。

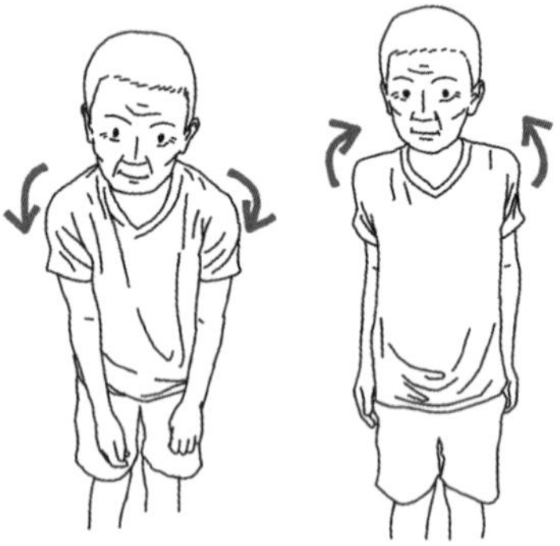

方式②

方式③：腳踝運動

腳平放地板，將腳尖往上提起，靜止十秒後再放下，重複十次。

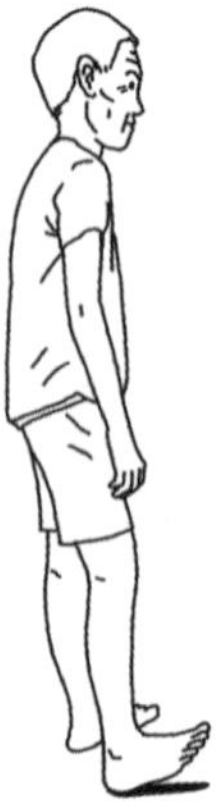

方式③

肌力訓練

方式①：平躺抬臀

雙腳屈膝，將腰部往上抬起，並維持十秒，重複十次。

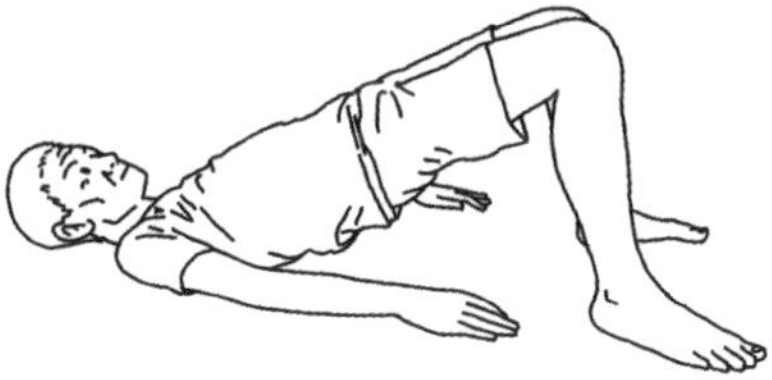

方式①

方式②：平躺抬腿

單腳屈膝，輪流將單腳往上抬起，每個動作維持五秒，重複五次。

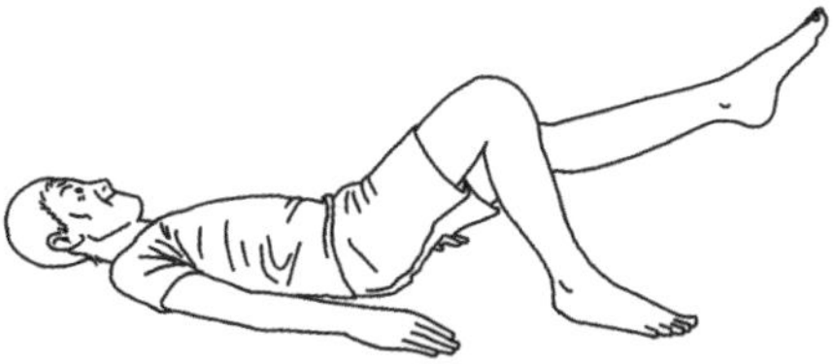

方式②

方式③：坐姿抬腿

坐在椅子上，輪流將單腳抬起，每個動作維持十秒，重複十次。

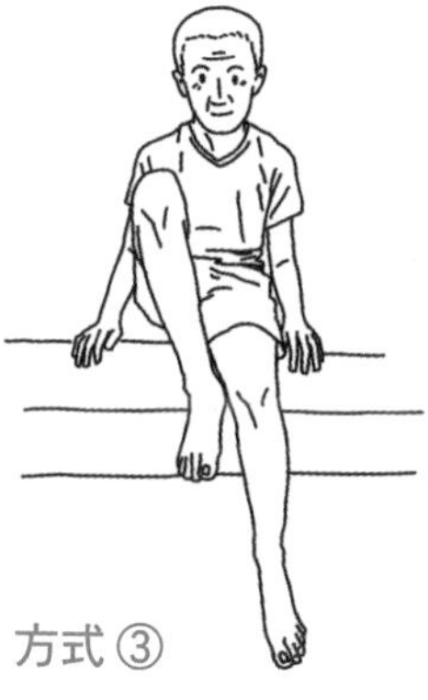

方式③

肌力訓練

方式④：坐姿踏步

坐在椅子上，做踏步動作，重複十次。

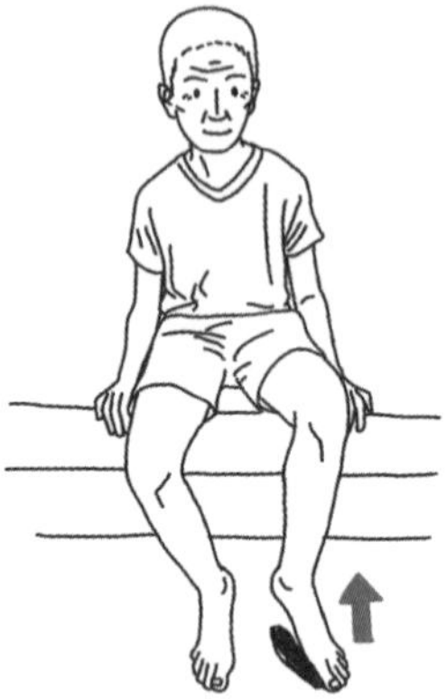

方式④

方式⑤：站立運動

雙手插腰站起來後再坐下，重複十次。

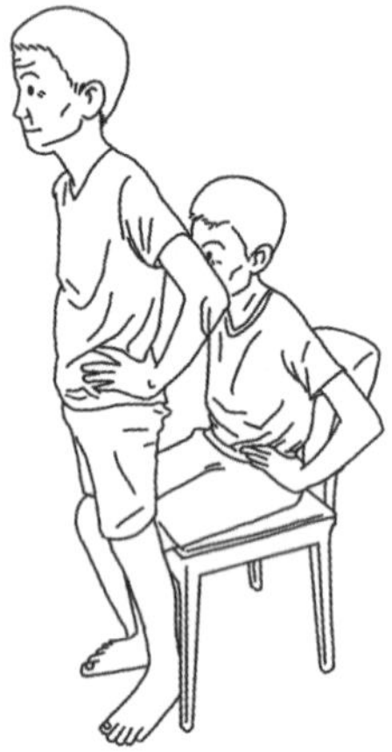

方式⑤

方式⑥：站姿腳後抬

手扶椅背，輪流將腳往後抬起，每個動作維持十秒，重複十次。

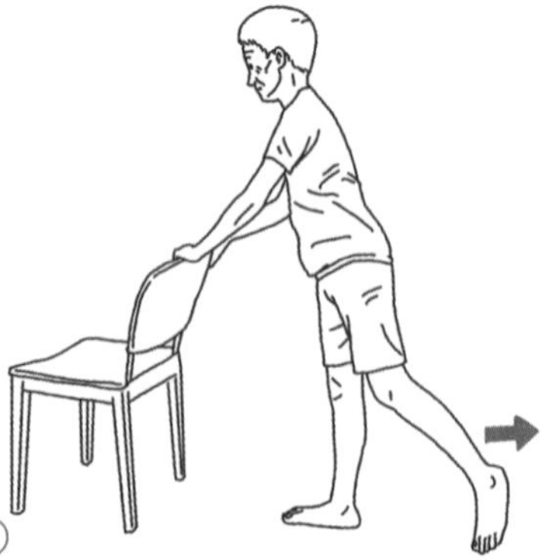

方式⑥

肌力訓練

方式⑦：站姿下蹲

手扶椅背，雙腳下蹲，並維持五秒後再站起，重複五次。

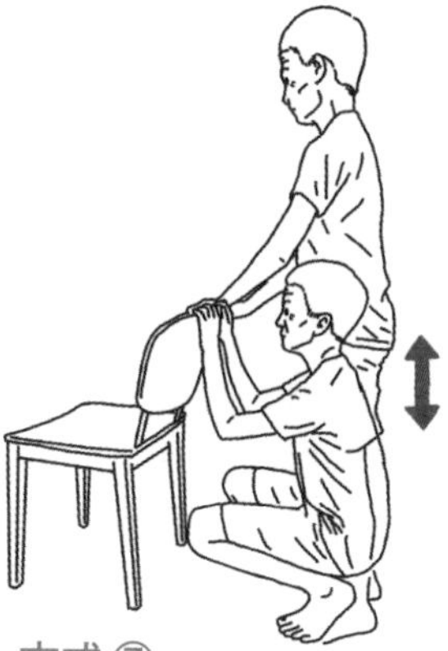

方式⑦

方式⑧：站姿前抬腿

手扶椅背，輪流將大腿往前抬起，每個動作維持十秒，重複十次。

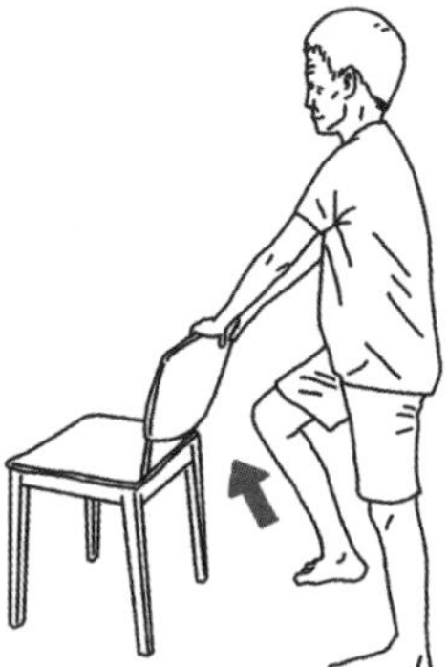

方式⑧

平衡訓練

方式①

手扶椅背，腳尖、腳跟輪流上提，重複十次。

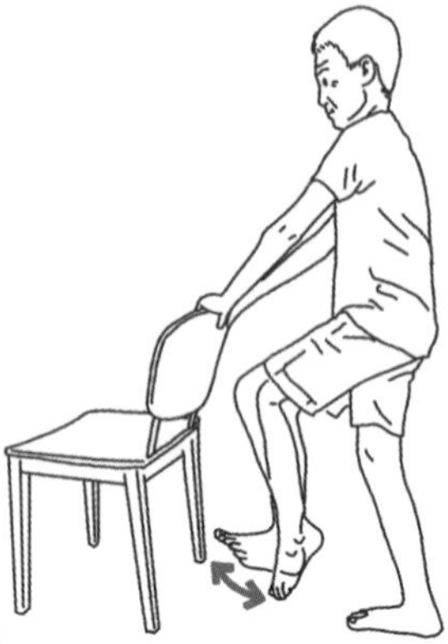

方式①

方式②

手扶椅背或牆壁，用腳跟往前走路大約兩公尺，來回直線走三趟。

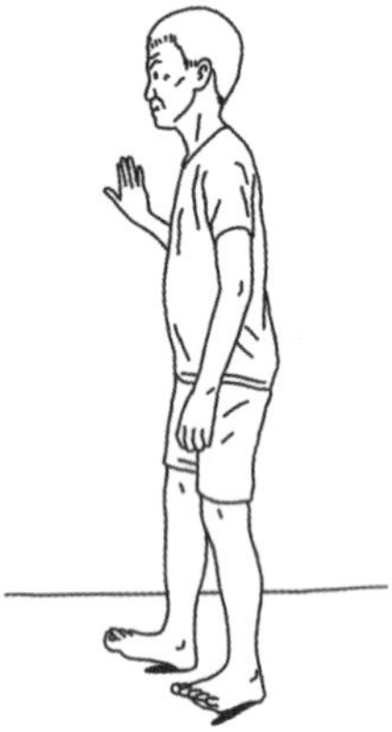

方式②

方式③

手扶椅背或牆壁，做踏步動作，重複十次。

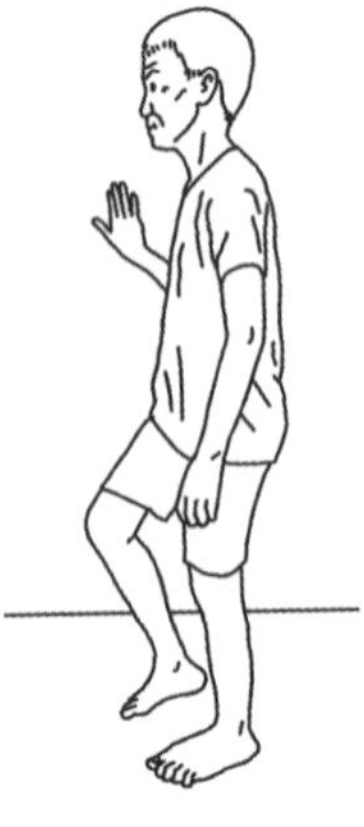

方式③

另外，也可以坐在椅子上，先將右腳伸直抬高，以左手碰觸腳尖，再換左腳伸直抬高，以右手碰觸腳尖，輪流做十次。不用求快，也不要勉強讓腳伸直手碰腳尖，如果碰不到，稍微將膝蓋彎曲也可以，這個動作可以強化下肢和腹肌、腰方肌肌力。

自行選擇適合的運動

前述運動項目有些是屬於一般基本動作，有些則屬於中等與高等難度動作，所以，建議老人家要視自己的身體狀況，選擇適合自己的運動內容。以下級別分類請參考。

基本動作：所有人皆可進行的運動。

中等難度：身體較虛弱長者須謹慎進行。

高難度動作：建議日常生活活動自如的長者可做此動作。

有醫學研究證實老人家只要有規律的身體運動，可以改善體適能，延緩老化的現象，同時也能加強腦部的運作。我們常說「活動、活動、活著就要動」，運動方式可以依照自己的體力和身體狀況調整。也建議照顧者可以主動邀約長輩利用些許空檔，一起運動，也會比較有樂趣，相互鼓勵增加行動力。至於長時間臥床的長者或受照顧者，照顧者可以每天固定時間為他們做些肌肉按摩與抬腿動作，減緩肌肉萎縮的速度。

翻身與移位技巧

照顧者在照顧失能病患時，需要翻身或坐起移位時，必須非常小心注意，否則不僅是病患，就連照顧者都可能因為移位技巧不熟悉或是不當，造成更大的身體傷害或安全的顧慮。在此，提供一般移位技巧，同時也建議搭配相關輔具，以提高安全與方便（參考資料：中華安全行動照護協會）。

床面上的翻身與坐起協助技巧

適用對象：行動不便者、失能老人、因中風導致肢體癱瘓者，巴金森氏症導致身體僵硬者、翻身不便者等等。

A尚可自行翻動的受照顧者

利用上肢與下肢的重量協助翻身，技巧重點在於盡量讓受照顧者上肢向上舉起、下肢屈曲，翻身時，可利用其自身重量帶動身體翻轉，照顧者盡量讓受照顧者自己用力，並提供適當的引導與協助。

B無法翻動的受照顧者

將受照顧者的雙手放在腹部，下肢單腳屈曲，照顧者手扶受照顧者的肩膀與膝蓋帶動身體翻身。

C 協助床邊坐起

C-1 讓受照顧者翻身接近床沿，下肢屈曲後讓小腿放下床，如此便可利用小腿的重量協助上半身坐起。

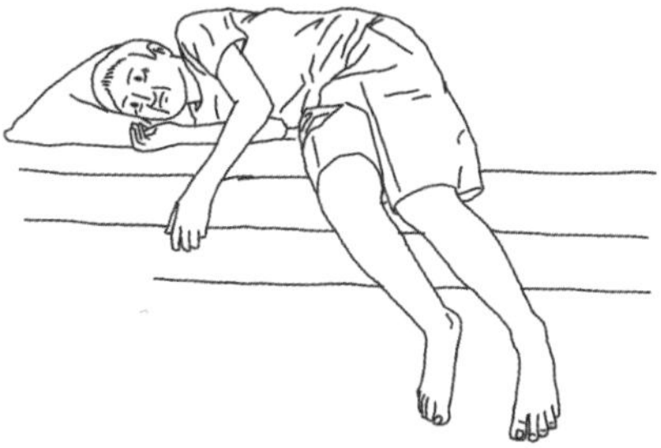

C-1 步驟①：讓受照顧者接近床沿

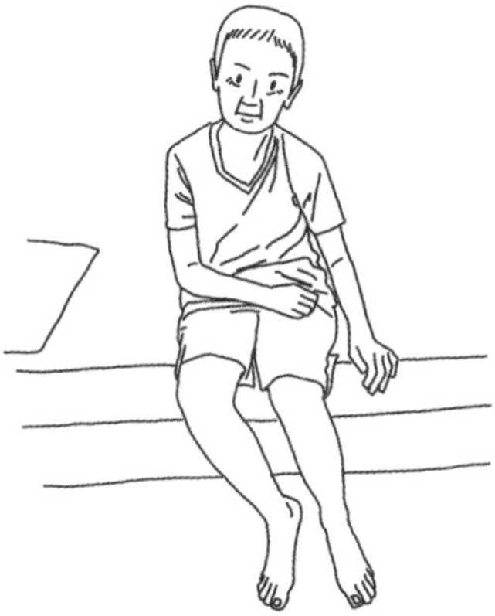

C-1 步驟②：利用小腿重量起身

C-2 雙手扶住肩膀與膝蓋，協助翻身，下肢屈曲後讓小腿放下床。手扶上半身（如頸部），再配合手扶上半身及手壓骨盆處帶動坐起。

輔具運用：可利用有握把的滑墊放置受照顧者的身體下方協助翻身，同時也可協助受照顧者在床面上坐起與轉至床邊。

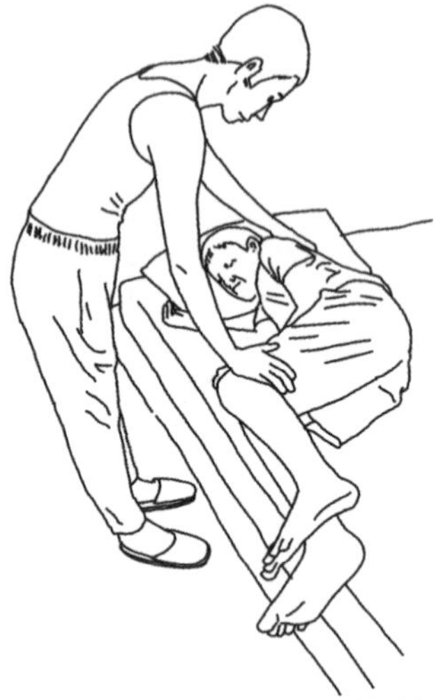

C-2 步驟①：手扶肩膀與膝蓋，協助翻身

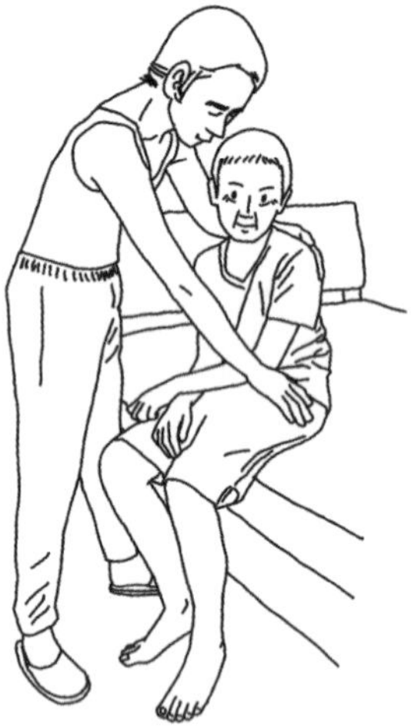

C-2 步驟②：手扶上半身，帶動坐起

從床到輪椅坐姿的平面移位技巧

適用對象：下肢行動不便但有基本的坐姿平衡能力者。

技巧運用：選擇扶手可向後掀起或拿起的輪椅，因為可讓側移路徑淨空，之後調整床面的高度與輪椅的平面等高，以避免高低落差。

輔具運用：

- 可利用滑墊類移位輔具，減少移位時所產生的摩擦力，同時也可減低造成壓瘡的機會。
- 如果床面與輪椅間有較大空隙，可運用硬式移位滑板協助，照顧者可以運用移位腰帶等有省力提把的輔具增加安全性，避免照顧傷害。如果輪椅的扶手無法向後掀起或拿起，則可利用有弧度的移位滑板架在床面與輪椅座上，因為弧度設計可避開因扶手所造成的路徑障礙。
- 關於行動不便的受照顧者，則可運用「移位腰帶」與「蝴蝶移位滑板」來協助從床到輪椅的移位。

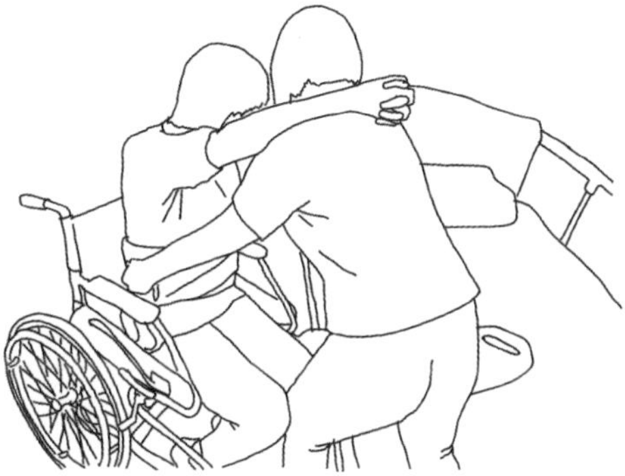

坐姿與站立的轉身移位技巧

適用對象：行動不便，但有基本坐姿平衡能力和雙腿承重能力者。

技巧運用：利用受照顧者的雙腿來支撐身體重量，將臀部抬離床面或椅面，照顧者則視受照顧者當時的狀況給予站起、平衡、轉移等協助。

輔具運用：建議搭配有省力提把類的移轉位滑墊與移位滑板，將滑墊放在受照顧者的臀部，照顧者運用提把以減少手部施力，將移位滑板做為橋梁會更省力。如果受照顧者在雙腿承重的情況下無法跨步，可利用地板用移位轉盤，照顧者用腳轉動轉盤，就可以協助受照顧者轉身。

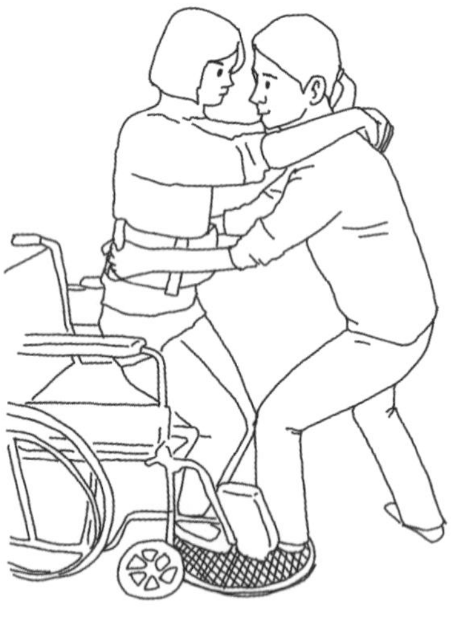

床對床／床對仰躺或傾倒式輪椅的仰躺平移技巧

適用對象：行動不便、癱瘓、中風者。

技巧運用：若要床對床移位時，兩個床面間要沒有任何阻擋，若有床欄要放下，方便移位；若是床對高背輪椅，輪椅的扶手必須是可拆起或後掀，才不致阻擋移位。

輔具運用：

- 床對床的平面移位

運用全身長的硬式彈性移位滑墊，塞入受照顧者身體的三分之一處，照顧者扶住受照顧者的肩、膝，再輕推。

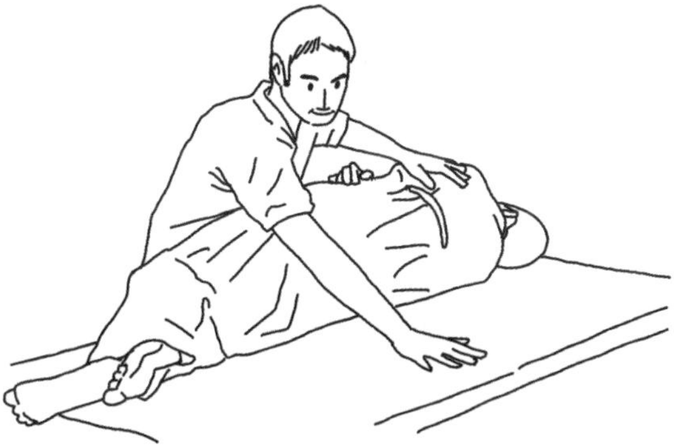

‧床對仰躺或傾倒輪椅

使用之輔具與操作方式與床對床的平面移位差不多，只是通常需要兩位照顧者一起協助，在調整床的背部角度與輪椅背部角度一致後輕推。

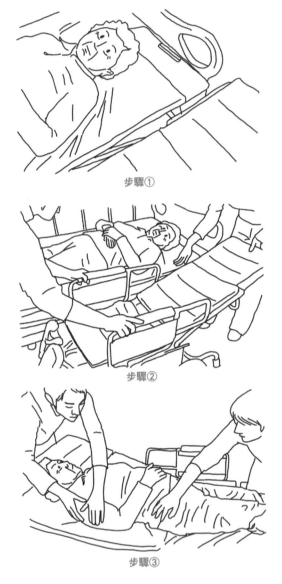

步驟①

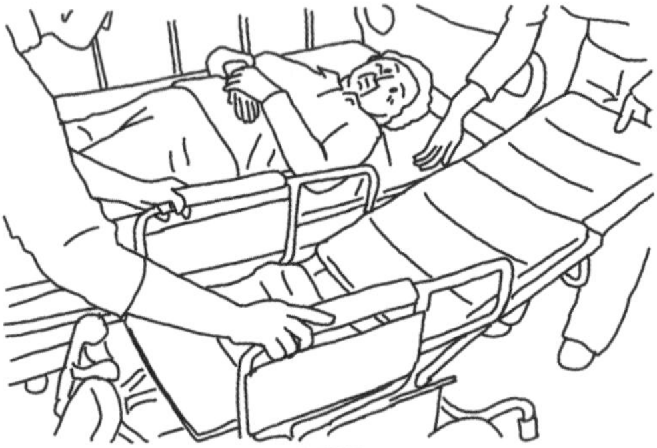

步驟②

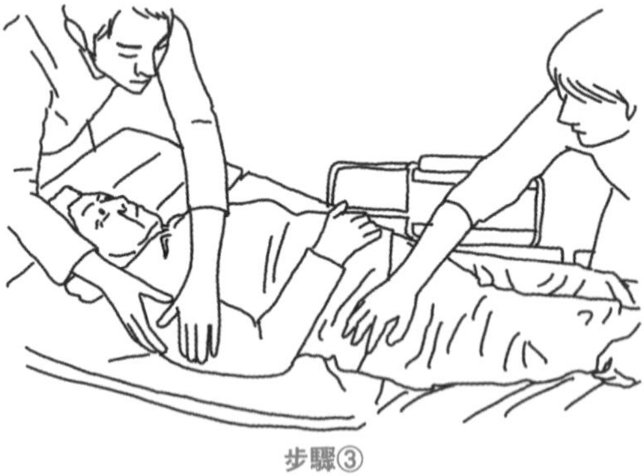

步驟③

移位機的轉移位技巧

適用對象：行動不便、癱瘓及中風等雙腿無法支撐自己體重百分之七十五以上者。

技巧運用：先將移位吊帶放置受照顧者的身體下方，再將吊帶掛至移位機吊架上。如果要從床面移位至輪椅上，要將吊帶調整為頭高腳低，將受照顧者調整為坐姿狀移位至輪椅上。

移位機的類型

移動式移位機

可隨意移動，但較占空間。

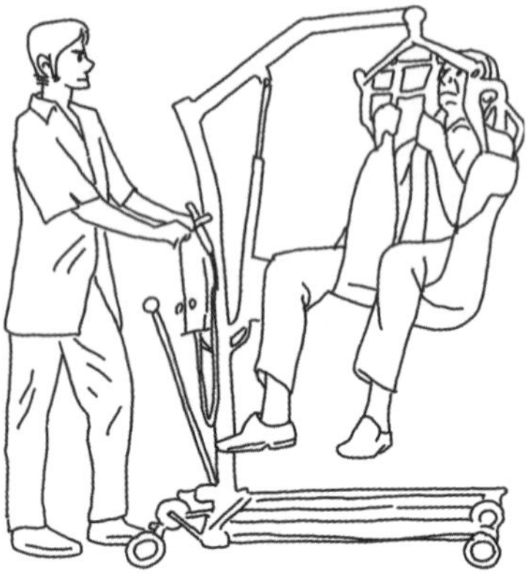

懸吊式移位機

藉由安裝於天花板的軌道規劃移動範圍，延伸性強、不占空間。

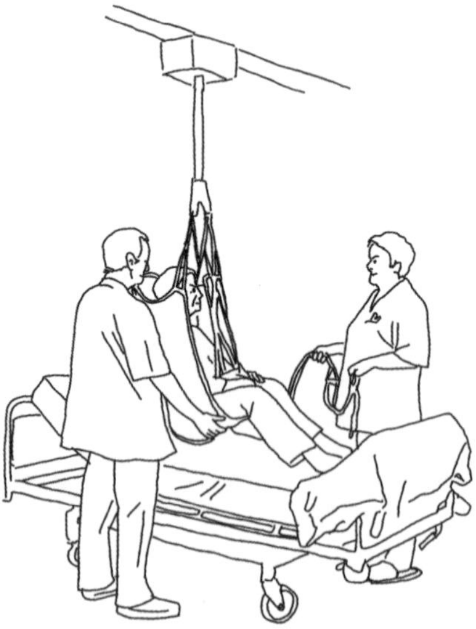

行動輔具的選擇與應用

要讓老年人擁有健康的身體，讓生活更有尊嚴、更快樂，運動當然扮演著重要角色。不過，總會面臨體力變差、腳力衰退的時刻，但在不外出或不從事任何活動的情況下，即使在家中也需要走動，因為步行是維持日常生活的基本能力。若因為下肢機能老化、骨折、肌肉病變或神經病變等情形，使得行走能力減低甚或無法行走，這時候，利用各種行動輔具，就可以讓老人家自由移動到任何想去的地方，同時也能減少體力上的負擔與疲勞的產生。目前行動輔具依照老年人的行動體能狀況與患病情況，有扶手、手杖、柺杖、助行器、四腳柺、手推車、輪椅、電動代步車、電動輪椅等各種類型。可依受照顧者的實際身體狀況與需求進行選擇。

扶手

扶手是在各種空間或設備最常使用的安全輔具，因為當老人家的下肢開始出現無力現象時，就容易發生跌倒等危險，而各式的安全扶手都可以適時提供受照顧者支撐，協助受照顧者能自己行動。

三段式輕鬆起身扶手

輔具功能：

1. 具備三段不同高低的扶手設計，可置於玄關、臥室床邊、座椅或馬桶旁等等，讓受照顧者在不同狀況時的起身或坐下有所依靠。
2. 握把採用柔軟易握素材，起身更輕鬆。底部採用U型設計，並加裝止滑墊，安全可靠。

適用對象：

銀髮族、雙腳肌力較不足但手部尚有力者。

攜帶式床用扶手

輔具功能：

1. 輕巧，附有提袋可裝入旅行箱中，無論是外出旅行或須至醫院，可輕易提供受照顧者有所支撐。
2. 扶手附有床邊雜物收納袋，可將雜物收納在床邊，取用容易。

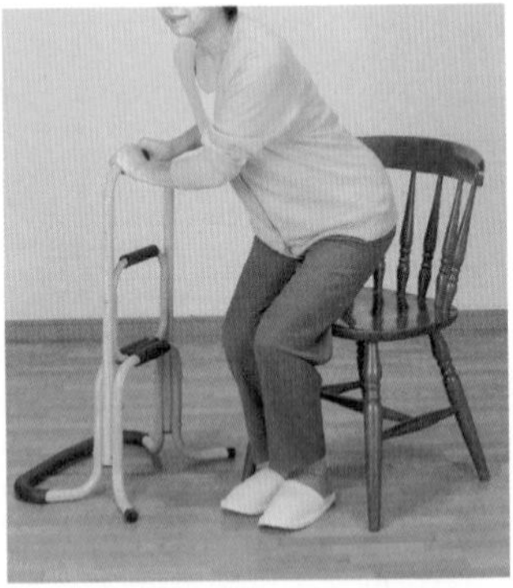

三段式輕鬆起身扶手（樂齡網提供）

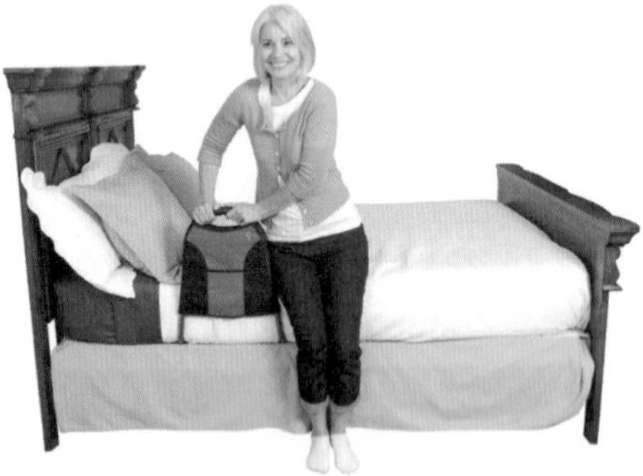

攜帶式床用扶手（樂齡網提供）

適用對象：

銀髮族、手部尚有力者。

枴杖

枴杖有分各種類型，可依照受照顧者的身體需求進行選擇。

一般枴杖

輔具功能：

1. 協助可自行行走者，提供支撐和平衡。
2. 避免走路不穩跌倒。

適用對象：

可自行行走，但平衡感或協調性較差者、巴金森氏症患者。

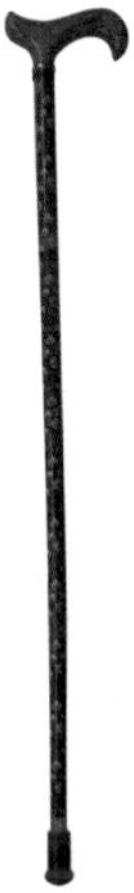

一般枴杖（作者提供）

腋下枴

輔具功能：

1. 行走時身體的重量以腋下附近及手握處支撐，能減少下肢約百分之七十五的負重。
2. 穩定度中等，手腕關節受傷者不適用。

適用對象：

上肢至少單側功能正常及下肢至少單側有承重的能力、中風偏癱、下肢骨折、協調性沒那麼好容易跌倒的老人家、巴金森式症、小兒麻痺等。

前臂枴

輔具功能：

1. 前臂套能卡住前臂，以手腕支撐為主，前臂支撐為輔。
2. 穩定性優於手杖，較腋下枴輕便靈活且使用方便。

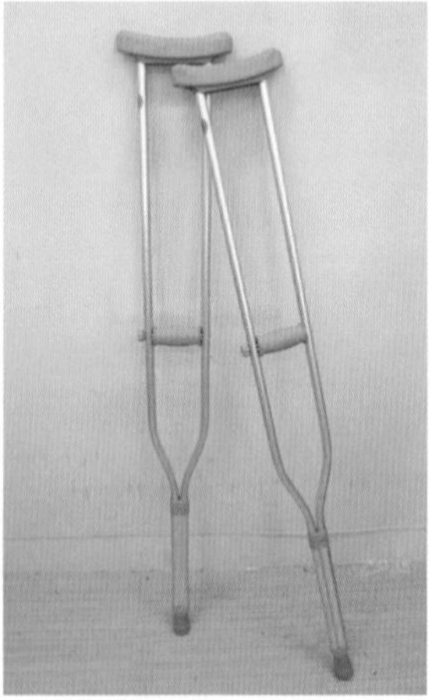

腋下枴（作者提供）

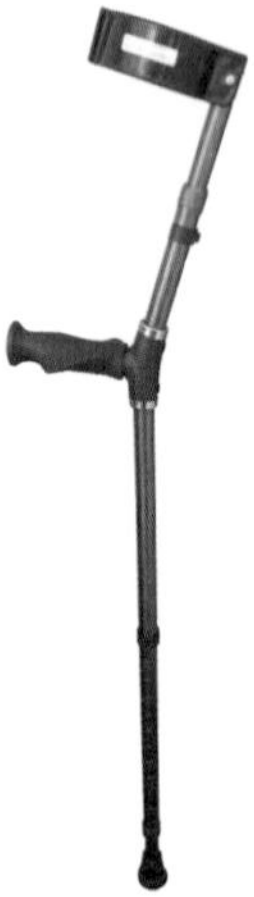

前臂枴（作者提供）

適用對象：

下肢骨折者、協調性較差的老人家及小兒麻痺症患者等。

四腳手杖

輔具功能：

1. 底面積較大。
2. 支持性與穩定性較一般枴杖佳。

適用對象：

中風病人復健初期、輔具使用剛由助行器轉為手杖者、可自行行走，但使用一般手杖難以平衡者。

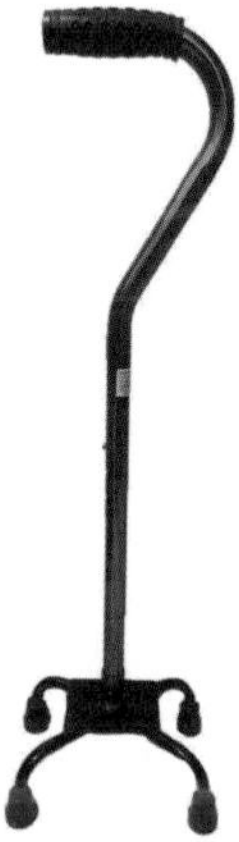

四腳手杖（作者提供）

選擇手杖三原則

- 拄手杖時，手要能微彎呈一百五十度。
- 請使用者本人親自去試用，或選擇可以彈性調整的枴杖。
- 手杖的長度為自己穿上鞋時，雙手自然下垂，握把在手腕的位置。

枴杖使用注意事項

- 手杖或枴杖底部，須有防滑橡膠。
- 不可隨意調整手杖或枴杖的高度或長度，以免影響步行的穩定和步態。
- 確認手杖或枴杖各接頭的卡榫已固定在正確的位置上。
- 避免穿著易脫落的拖鞋或便鞋。
- 行進間要眼看前方，保持身體姿勢的正確，避免因不正確的步態或姿勢導致絆倒。
- 使用腋下枴時應在手握柄處施力，不可用腋窩頂住腋下平台來承重，尤其在上下樓梯時，易造成腋窩的壓迫致使臂神經叢受傷。

•使用枴杖時上臂須夾緊，方便控制身體重心，而手腕應保持伸展。

•手杖、枴杖的著地點以一階為限，不可距離腳掌過遠，避免身體前傾，造成姿勢不正確甚而失去重心控制跌倒。

（資料參考：中華安全行動照護協會）

上下樓梯注意事項

上樓梯以雙枴承重，然後讓健側腳先上樓梯，最後讓雙枴和患側腳後上。下樓梯則把雙邊枴杖先放在樓梯下，然後讓患側下樓梯，最後讓健側下樓梯。

助行器

助行器品項種類很多，建議使用者能依照個人需求來選擇。

固定型助行器

輔具功能：

1. 利用兩手協助支撐由坐到站，進而行走。
2. 使用固定型助行器走路速度通常最慢，但所提供的支持力和穩定度卻最大。

適用對象：

上肢有力可提起助行器者，例如下肢骨折、協調性較差、小兒麻痺患者。

注意事項：

1. 照顧者避免用手攙扶受照顧者的腋下。
2. 使用者要緊握扶把。

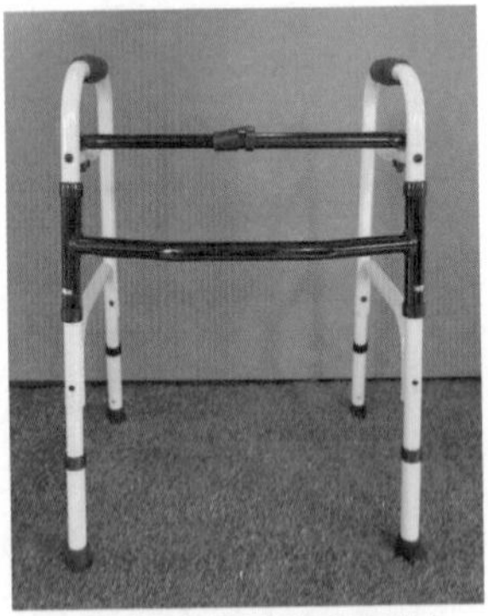

固定型助行器（作者提供）

3. 助行器抬高時，使用者雙腳要同時著地。
4. 跨步時，助行器四個腳須同時著地維持穩固。

前輪式助行器

輔具功能：

由於有前輪，行走時不須將助行器抬起，對於上肢較無力氣者較為方便，且行走的速度也較快；如已經購買助行器者，可購買助行器配件，將前腳處替換即可。

適用對象：

上肢肌力不足、平衡感較好者。

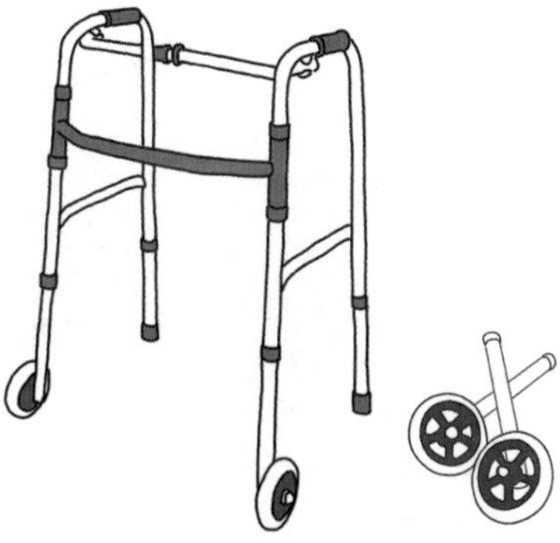

前輪式助行器（作者提供）

四輪助行器

輔具功能：

1. 一般附有置物籃與座椅，方便外出購物與休息時使用。
2. 有煞車系統。
3. 不建議在狹小空間的室內環境使用輪式助行器。

適用對象：

上肢肌力不足無法提起助行器，但握力正常者、平衡能力或協調能力佳者。

注意事項：

如果平衡能力或協調能力不佳者，可能會在行走時因無法固定腳輪而失去平衡，導致跌倒或摔傷。所以，使用前應測試煞車系統是否正常，也要確認使用者是否有足夠握力操作煞車系統，以保安全。

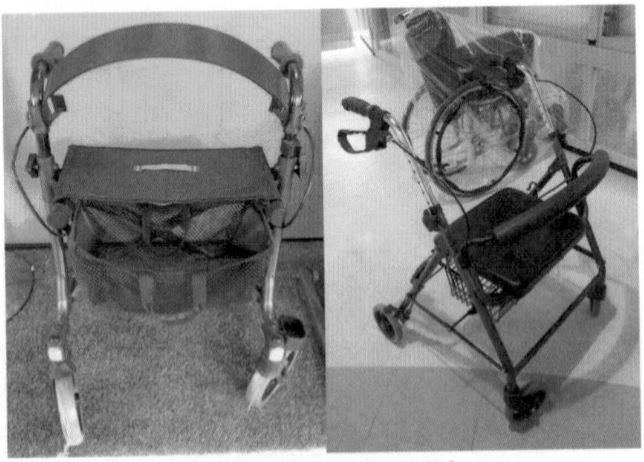

四輪助行器（作者提供）

前臂支撐助行器

輔具功能：

1. 只須將前臂靠在支持握把上，即可協助行動。

適用對象：

手部抓握較差、前臂骨折者。

注意事項：

建議使用於短時間的練習或短距離的移動，不要在室外或較複雜環境中使用。

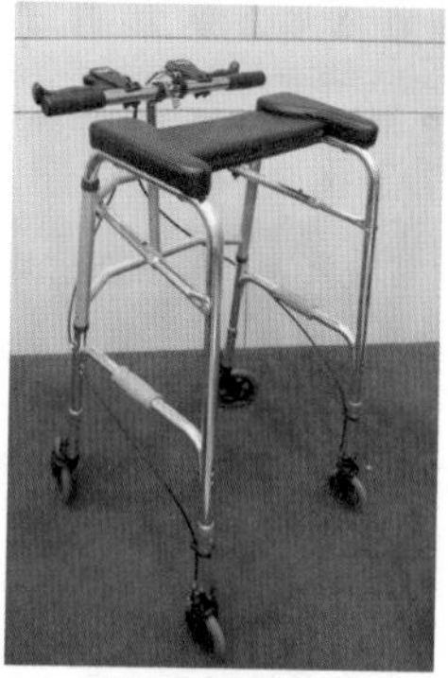

前臂支撐助行器
（作者提供）

輪椅的選擇與應用

（資料來源：龔宇聲職能治療師）

隨著年齡增長、疾病或意外的發生，導致體力變差或不同程度的失能情形，當下肢力量不足，影響移動或行動的能力，輪椅是很普遍的代步工具，也是最常見的行動輔具之一。但是，在沒有專業人員的評估與建議下，很多人不知道該如何選購輪椅，甚至因為購買的輪椅不合所需反而導致傷害。輪椅的選購，要能符合使用者的身體尺寸、功能與個別需求。建議使用者在選購前，可以前往各地輔具中心或各大醫院復建科進行輔具評估，確切了解需求，選用最適合的輪椅。

選擇適合受照顧者的輪椅，應該依照受照顧者的身體功能、身材尺寸、使用目的及使用環境等原則來進行選購。

身體功能檢視

受照顧者因罹患的疾病不同，身體各部位的功能喪失程度也會不一樣，以中風患者為例，可能會發生單側或雙側肢體癱瘓，如果沒有其他特殊需求，可採用一般輪椅；如果是脊髓損傷者因下肢或四肢癱瘓，則建議選擇可移除式扶手及踏板的款式較為適合；若為髖關節或大腿骨折者，需將大腿抬高，而有姿位性低血壓者，因為需要不定時躺下，可斜躺式背靠型輪椅是比較好的選擇。

依照身材尺寸選擇

輪椅一定要坐著舒服才行，所以，選購輪椅如同買衣服一樣，要合身才不至於有過大或過小的情況發生。怎樣才是合身的輪椅呢？通常是以使用者在坐姿下的臀寬、大腿長、小腿長及手肘高等作為基準。

各尺寸的測量標準為：

輪椅座寬：臀寬加兩吋。

輪椅座深：大腿長減一吋。

輪椅踏板長：小腿長減一吋。

輪椅扶手高：手肘到輪椅座面高度加一吋。

確認使用目的

一般分為自己推行或他人推行，主要是與輪椅的手扶圈及輪椅椅子的大小差異。

自行推行：若使用者的認知與動作能力足以自行推行輪椅，建議選購大輪且具手扶圈的輪椅；如果使用者手功能不佳，則需外加止滑橡膠或滑輪突出物。

他人推行：如果使用者無自行推行輪椅的需求時，可移除手扶圈以減少輪椅寬度，或選購中輪或小輪款式以減少輪椅的體積。

使用環境

輪椅的使用可分室內、室外，如果是室內外兩用型的輪椅，最好選擇使用花紋免充氣橡膠胎，避震效果較好、較舒適。純室內使用者，宜使用光面實心橡膠胎，經濟實惠且不易磨損。

輪椅使用注意事項

- 移位時要先煞好車，並移除或翻起腳踏板後才可移位。

- 若有兩位照顧者協助移位，一人負責維護輪椅使用者之安全，另一人於使用者起身後盡快將輪椅後大輪抬起移走，並取座椅讓使用者坐下。
- 跨越障礙物最好由後大輪先行。
- 不論上下斜坡，使用者均應面向上（即上斜坡為正面爬坡，下斜坡為倒退下坡）。
- 腰部無力無法維持坐姿者，需使用安全帶以維護安全。
- 若乘坐時間過長，應考慮選擇防止褥瘡之輪椅坐墊。
- 萬一輪椅淋濕，須立即擦乾，並確認功能是否正常，最好於關節活動處上油或潤滑液。
- 勿將輪椅擺放於濕氣重的地方，以免金屬關節受潮生鏽。

一般輪椅

輔具特色：

1. 材質多為不鏽鋼或鋁合金，可收合形式。
2. 考慮使用者自行操縱，後輪多為二十二至二十四吋大輪；若無自行推輪椅的必要性，可選擇十六吋中輪。
3. 考慮收納性，部分商品把手為可摺疊式設計。

適用對象：

行動不便者、中風患者。

簡單型特製輪椅

輔具特色：

1. 針對部分患者特殊需求，具可移除或可掀式扶手、可移除式腳踏板、可斜躺式背靠或可調角度式座背面等功能。
2. 多為較輕的鋁合金或更輕、更高級的碳纖、鎳鉻合金等材質。

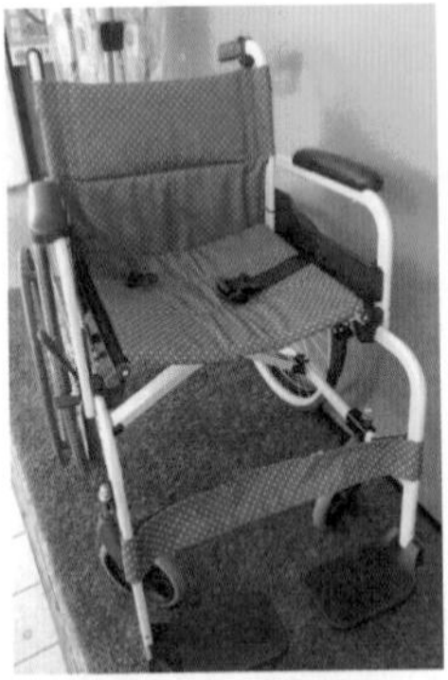

一般輪椅（作者提供）

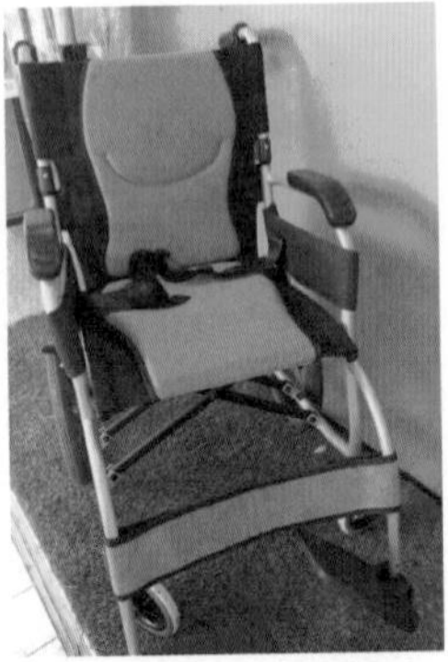

輕巧型輪椅（作者提供）

適用對象：

行動不便者、中風患者。

複雜型特製輪椅

輔具特色：

1. 針對市面量產各型輪椅都不符所需的患者提供客製化訂製。
2. 可依患者身材、體型、肢體關節變形狀況或其他特殊功能需求特別訂製，包括座寬、座深、背高、扶手型式與高度、小腿靠型式或長度、頭靠型式、外加側支撐或分腿器及輪椅主結構型式等。

適用對象：

重症、嚴重肢體或軀幹變形者。

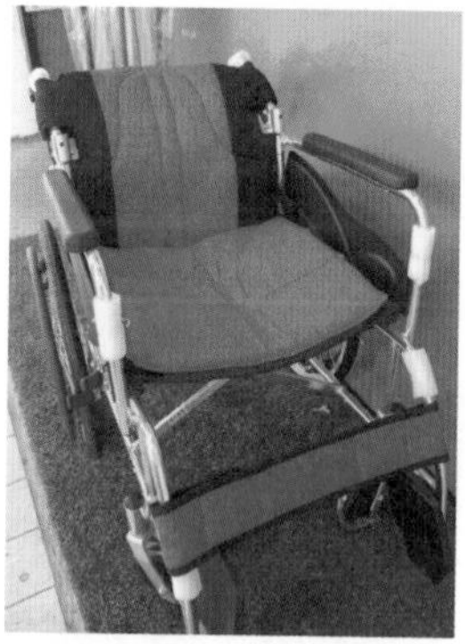

背可摺輪椅（作者提供）

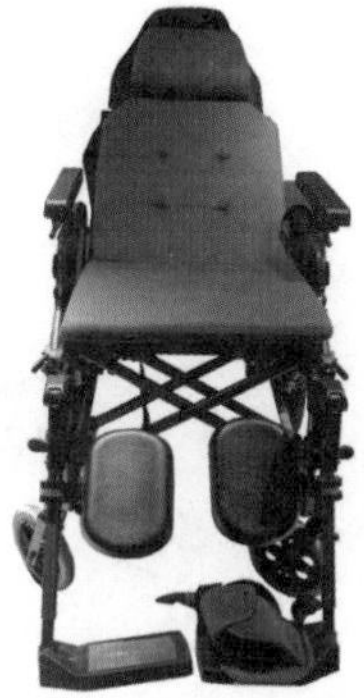

複雜型特製輪椅（作者提供）

電動輪椅

輔具特色：

1. 分為一般型（驅動馬達）及動力底座型（動力底座及座椅系統）。
2. 從驅動輪做分類，可分為後輪、中輪及前輪驅動。
3. 特殊功能日益增多，背靠可斜躺型、座椅空中傾倒型、座椅高低可調整型、可站立型等為較常見的款式。

適用對象：

雙腳功能不足，但手部功能正常者（視需要更改為腳控、嘴控等）、有自主性行動需求但體耐力不足應付所需的患者，尤其是年輕、有求學及工作需要者。

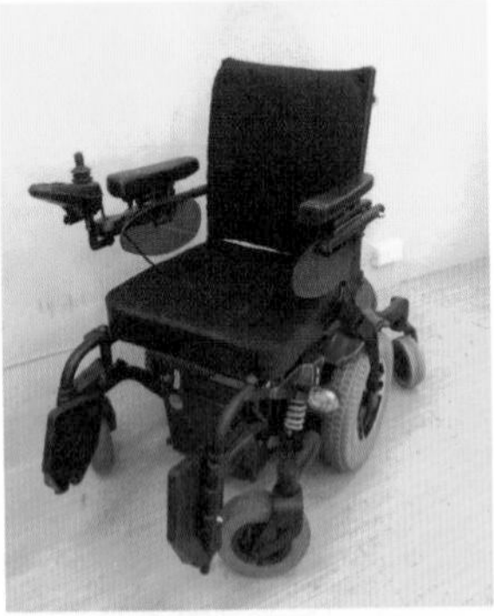

一般型電動輪椅（作者提供）

站立式輪椅

輔具特色：

1. 提供較佳之社會互動位置、增加環境使用上之便利性，及提供個案維持站立之姿勢。
2. 讓使用者手可及範圍擴大，減少需協助的機會。

適用對象：

因意外以致腿部受創的輪椅使用者、中風病人、腦部受創者、脊髓損傷者、巴金森氏症患者。

電動代步車

輔具特色：

1. 結構簡單、價錢較低之電動移行工具。
2. 使用者可自行外出，方便行動與節省時間。

適用對象：

可短距離行走，但體耐力較差者、使用者需有良好的坐姿平衡及雙手操控能力。

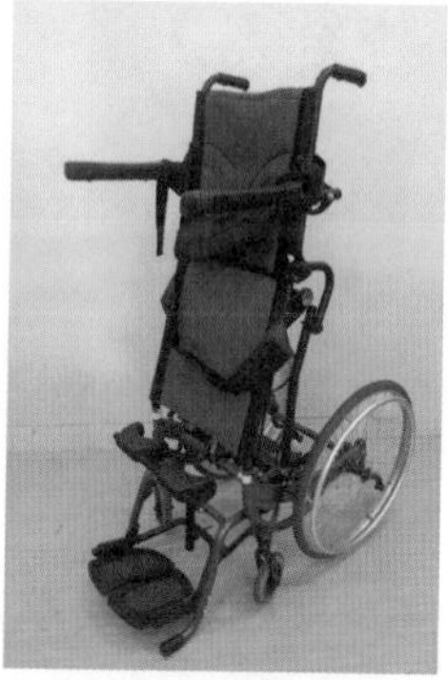

站立式輪椅（作者提供）

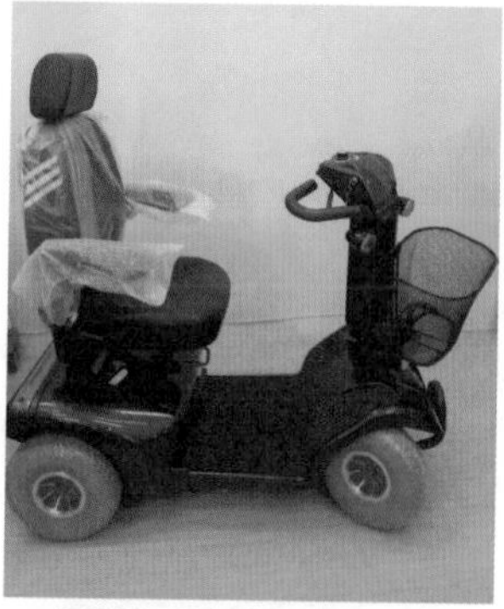

電動代步車（作者提供）

垂直升降平台

輔具特色：

1. 安裝於室內外有落差超過三十公分，且無設置斜坡道空間之處，方便進出高低差環境。
2. 載量大，以便個案使用。

適用對象：

行動不便者、輪椅族者。

撐桿式電動爬梯機

輔具特色：

1. 讓行動不便者輕鬆上下樓梯，適用於窄小或不規則樓梯空間。
2. 可依需求改變速度。

適用對象：

行動不便者、輪椅族。

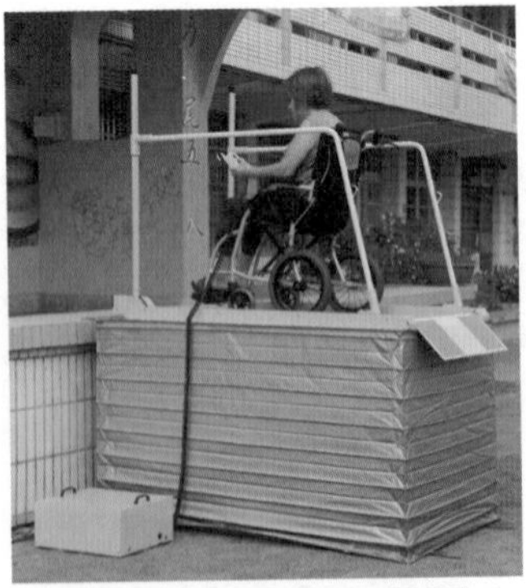

垂直升降平台（羅布森提供）

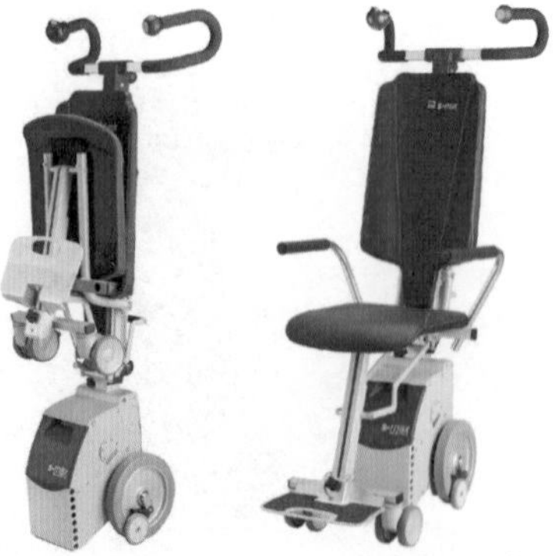

撐桿式電動爬梯機（天群醫療提供）

室內樓梯升降椅

輔具特色：

1. 可安裝於樓梯階上、牆壁扶手上或中間扶手支架上。
2. 配有安全帶，以保護乘坐安全。

適用對象：

銀髮族、行動不便者。

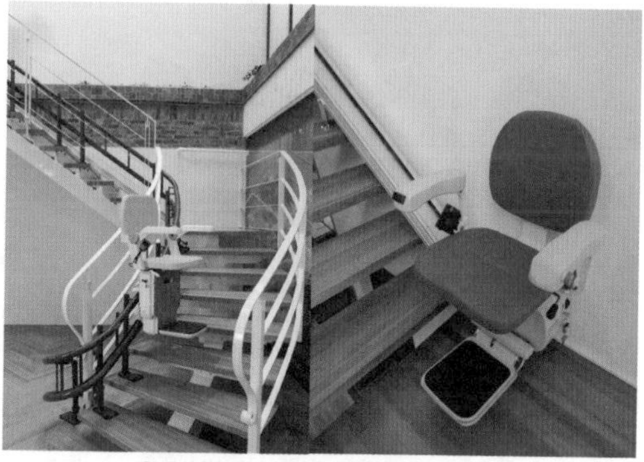

室內樓梯升降椅（羅布森提供）

「照護三寶」移位腰帶、大滑墊、滑布手套

輔具特色：

移位腰帶：易於移位、防止前傾。

大滑墊：特殊材質設計，易於滑動患者。

滑布手套：特殊材質設計，幫助照顧者減輕施力。

適用對象：

癱瘓、長期臥床者、身心障礙者、需要移位的其他疾病患者。

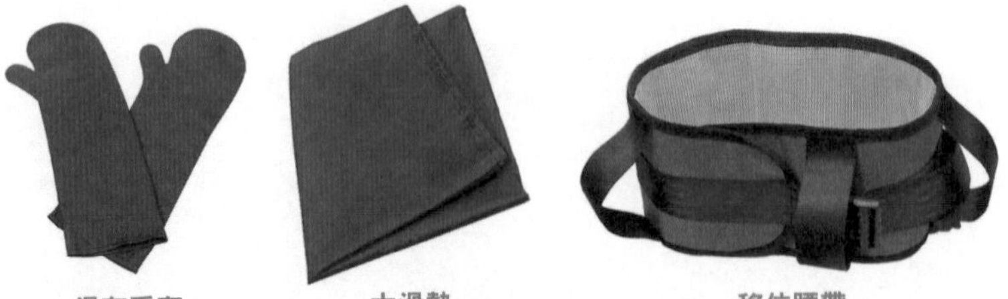

滑布手套　大滑墊　移位腰帶

（天群醫療提供）

輔具DIY

移位板加滑布（購買現成／自行製作）

輔具特色：

1. 協助受照顧者從某個位置或姿勢轉換到另一個位置或設備。
2. 讓照顧者在移動受照顧者時減少力量的使用或產生不當姿勢，降低照顧者與受照顧者肌肉或骨骼傷害的風險。

自製方法：

這項輔具可以利用木板做支撐，在木板上加上雨傘布，讓受照顧者藉由傘布的滑順材質得以順利進行移動。

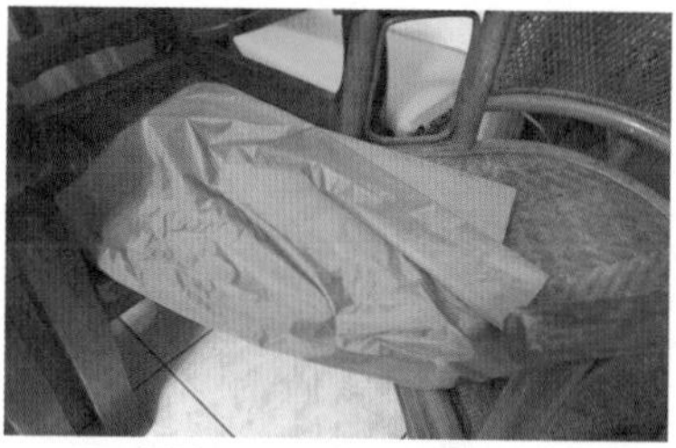
自製移位板（作者提供）

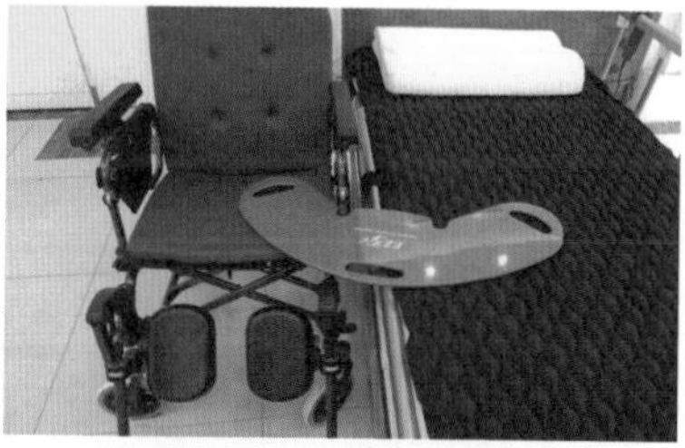
現成移位板（天群醫療提供）

單元一

安心小叮嚀

小心運動，是為了走更長遠的路

運動雖然是必要做的事情，但不當的運動方式或過度運動也會造成運動傷害，不可不小心。所以在運動前後有三件事情要提醒大家：

1. 動前一定要做熱身運動。
2. 了解自己的身體狀況和能力極限，不過度使用，並且配合呼吸。
3. 要有充分的休息，避免運動過度造成傷害。

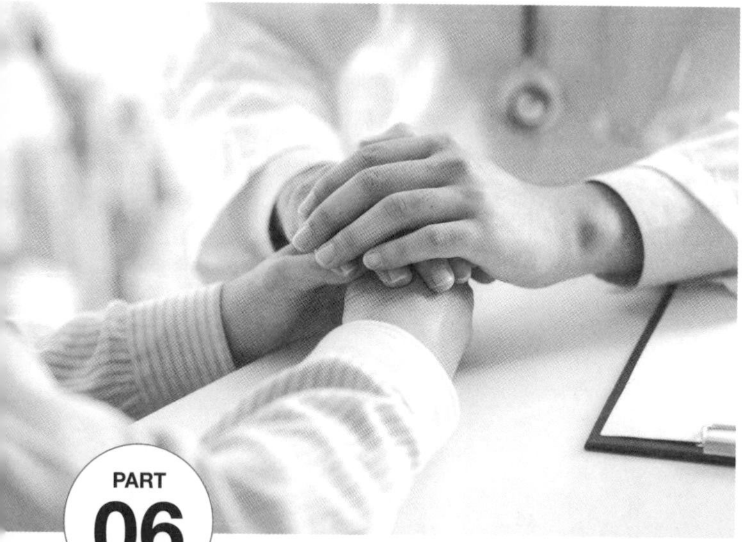

PART
06

再創生命價值

——育樂篇

目前台灣的聽障人數是僅次於肢體障礙人數的第二個障別，年長者維持與家人及社會的互動是保持活力與智能的重要關鍵，因此適當的輔具當然也就扮演關鍵角色。視力的退化也是必然的過程，所幸隨著白內障手術治療的突破，多數長輩到晚年大都維持不錯的視覺能力，只有老花眼的困擾，普遍將字體放大與使用不同等級的放大鏡就可以改善，近年也有手機業者將手機上的字體放大，也讓長輩可以將手機當成放大鏡，也可以利用網路社群（LINE、FB）維持與社會的互動。未來更有智能家電與智能機器人的投入與年長者互動。

適當地規劃出遊行程是家庭關係改善與紓壓的最佳良方，所幸透過網路資訊的蒐集，加上目前大眾交通工具的便利性與無障礙交通工具的普及，讓探訪親友、逛百貨與出遊特定風景區已經不再困難重重，你準備好上路了嗎？

樂觀面對老後生活

很多長輩很怕面對老化這問題，總覺得年紀大了等於是個廢人，常會聽到家裡的爺爺奶奶說著「來日不多了」這種話語。隨著長輩們的年齡漸長，身邊同齡的至親好友逐漸凋零，更會讓他們封閉自己，不想出門，不想與人見面或溝通。如果等到自己不太能自主行走的時候，內心負面情緒更容易產生，反而讓身體健康可能更快速惡化，這是大家都不樂見的惡性循環。

活力老化再創生命價值

日本經濟評論家、世界知名趨勢專家大前研一曾於二〇一〇年到台灣演講，在演講中，他也分享了個人對於面臨高齡生活，該如何規劃退休人生，重設人生黃金定律。他認為即使年紀再大，都還是希望能保持年輕，以及安全、舒適、有品質的生活。所以，大前研一說：「每個人最好有二十個興趣；十個動態，十個靜態，到老年即使體力受限無法享受某些項目也不至於無聊。」

對於全球高齡化問題，世界各國都十分重視，一九九一年聯合國總會通過「聯合國老人政策綱領」，提出獨立自主、社會參與、照護、自我實現及生活尊嚴等五項實踐高齡者福利原則，建構適合高齡者生活的社會。二〇〇二年，世界衛生組織（ＷＨＯ）也針對高齡社會的來臨提出「活力老化」概念，在亞洲日本、歐洲芬蘭等國家，也開始利用各種蘊含懷舊的閒置空間，規劃營造附有懷舊氛圍、專屬老人的多機能遊樂園區，這「不老潮流」的風潮早在各國間流通。

日本的「介助服務協會」將「老人學」（Gerontology）改譯為「創齡」，主要意旨是「以不受限的精神年齡開創第二人生」，希望讓每位長者可以用正向的角度來看待，也鼓勵長者們能夠坦然面對身體的老化問題，並且與之共存，繼續構築自己的夢想，追尋自己想要的人生。他們利用「創齡學」的理念，發展出世界頗負盛名的「老人生活商圈」。

在這裡面包括有無障礙設施、老人文化、老人信仰以及友善親切服務，營造出混齡共居的社區，他們鼓勵老人家再度就業，回復年輕時的生活狀態，選擇適合自己體力的工作，重新體驗工作的幸福感和生活的樂趣，倡導活到老工作到老的新生活型態，人生的舞台永遠都可以很精采。日本東京巢鴨還特地為高齡者設立了一座老人商圈，以懷舊街道的型態，在裡面設立了包括老人餐飲、老人健身房等兩百多家各種老式店鋪，可說是老人家的購物天堂。在這裡，除了可以逛街，也有復健院所與遊戲店，將保健與育樂同時融入老人生活中，懷舊的氣息，讓老人家回想起過去快樂時光，對於預防老人失智症是有助益的。而已經罹患失智症的老人家，也可以藉由在這個生活園區裡的懷舊治療，獲得實質幫助，在專業的設計與協助下，讓老人學習自主照顧，兼顧了高齡族育與樂的需要。

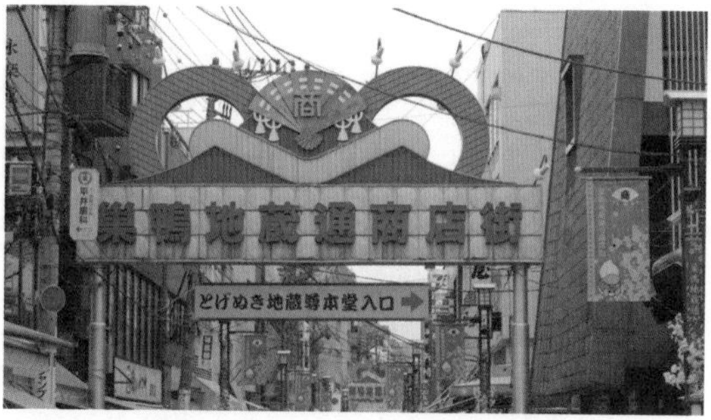

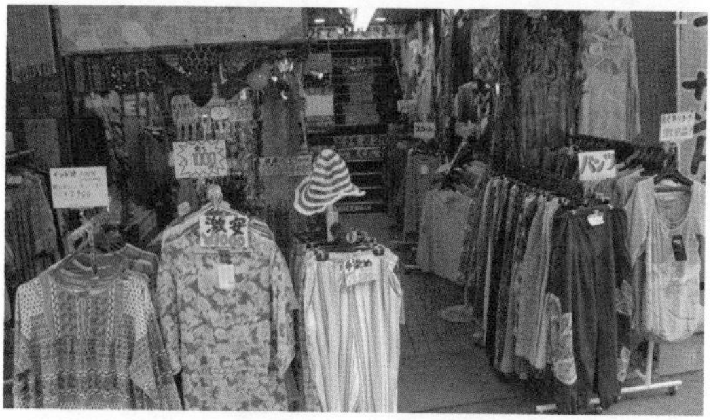

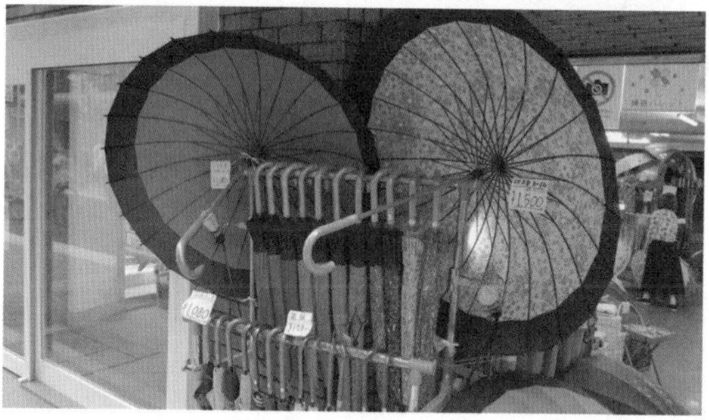

日本巢鴨商圈
（作者提供）

開創不老潮流

除了日本，我們再觀察美國的老人家，會發現美國老人對於退休後的生活安排非常豐富而且多元，他們性格獨立、個性開朗，思想觀念也比較豁達，很懂得安排生活、享受生活，每年都會和家人或朋友規劃旅遊等等。

在德國，也有許多具歷史品牌但規模不大的工廠，多雇用製作經驗豐富的老師傅從事商品製作，除了維持商品的品質與做工外，更提供老年人工作機會，傳承老師傅的工藝經驗，彼此獲得雙贏；而日本的銀髮族也十分獨立，會與伴侶或朋友同好出國旅行。反觀我們國家的長輩們，就相對保守多了。台灣的老人家多數會比較依賴子女，總覺得自己年紀大了就沒用了，甚至為了不被子女忽視，多數配合著子女晚輩的生活步調或需求，逐漸失去自我。受到傳統觀念的束縛，如果兒孫不在身旁就會喟嘆自己的命不好，製造悲情。

其實，老人家們都太小看自己了，在目前少子化，又忙於工作的年代，子女們看到長輩即使已到知天命之年，還能自行外出，重新找回自己的生活與生命價值，那是多麼幸福與感恩的事情。我們常說「家有一老如有一寶」，老人家可是年輕人的支柱與磐石，老人家的豐富人生經驗與閱歷，都是我們難得的寶藏知識庫，老人家即使邁入遲暮之年，同樣可以擁有不老的幸福。

可以想像一下，每到傍晚時分，總有被外傭推著坐輪椅的老人家在各個社區小公園裡，他們相互不交談，就是呆坐著，看著讓人心有戚戚焉！但是，如果老人家願意，他們還有更值得讓人期待的絢麗老年生活，就讓所有的照顧者、子女們，和我們的長輩們一起追尋幸福的生活。

老人家或許體力不如從前，但還是有許多可以參與的活動，同樣需要社會與人際交流，可以相互刺激思考和記憶，例如老人觀光旅遊等休閒活動、從事各類緩和性運動或是參與學習活動，如學鋼琴、跳舞、練書法、畫畫、攝影等，只要可以讓自己快樂、沒有壓力，刺激或挑戰都是很好的選擇。

台灣雖有民間團體希望能夠推動建構如日本的老人百貨公司，目前還未定案，不過，政府與民間社團也都有推動各種活動與適合老人家參與的活動中心和研習課程。

靠學習找回人生價值

目前各縣市政府都有利用老人文康中心，自行設立或補助民間團體辦理多元化學習的長青學苑，每週都會舉辦各種活動。如長青運動會、槌球比賽、老人歌唱比賽，或屆齡退休研習、研討會、健康講座等各類型講座，同時也會配合重陽節慶，辦理重陽節系列慶祝活動。老人家們可以利用活動的參與展現他們的活力與才藝。此外，也有規劃些課程，如國畫班、書法班、歌唱班、健身班等休閒性課程；識字班、國語班、英語班、日語班等學習性課程；醫療保健常識班、法律常識班等常識性課程或是親職教育、兩性教育、婚姻與家庭等社會性課程。提供求知慾強的長輩做選擇。除了長青學苑外，還有社區小學、社區大學，提供老人家們作為學習研修的選項。

同時，各縣市也藉由鄰里或觀光旅遊局推動銀髮族的旅遊行程。目前台北市、高雄市、台中市、台南市、宜蘭、桃園、新竹、苗栗、彰化、嘉義、台東、澎湖、金門、連江、基隆市、新竹市、嘉義市等縣市，都已實施老人搭乘公車完全免費，提供老人家便利的交通，以及進入康樂場所及參觀文教設施免費或半價優待，鼓勵老人家多多參與戶外活動，提升他們的身心健康。

鼓勵老人走入人群

對於行動能力較差的老人家，各地方政府也有結合民間團體定期推展行動式老人文康休閒巡迴服務，利用巡迴關懷專車深入社區，提供福利服務、健康諮詢、生活照顧、休閒文康育樂等服務，並藉此將相關保健或社福資訊傳遞到有需求的家庭，進行社區關懷，還有據點活動。

除了巡迴的關懷專車，各社區或醫院也都設有日間托老中心，獨居老人或是因子女白天工作家中無人的老人家都能夠參加。除了能讓家人放心外，在那裡，老人家可以結識更多同齡朋友，也可以看書、下棋，甚或從事體適能活動，讓老人家有社交活動外，還能促進健康。

例如財團法人「老五老基金會」在雲林的莿桐鄉開設「老人學堂」，就吸引了當地許多老人家的參與，這裡大多數是務農的農民或婦女參與，他們白天就在學堂裡一起聊聊天、做運動、吃飯。有相同背景的同伴，他們會有共同的話題，運動時有同伴，不僅日子過得快，而且也充實愉快。

無論是長青學苑或是日托中心，都是政府與社會福利團體努力推動的重點，希望藉著相關活動的規劃與宣導，教育老人家接受自己老化的事實，但也鼓勵老人家能走入社群，維持社會化的功能。

拋除年齡約束繼續學習

除了政府與社福團體針對老人家所設置的相關學苑或活動中心，銀髮族的相關事業在市場上也相對蓬勃發展。如果家中老人家身體依然健朗，不妨與長輩討論，了解他們的興趣與喜好，協助他們選擇一些軟性的課程，豐富他們的學習人生。目前市場上，我們常可見到成人音樂班、花藝教室、繪畫課程或語言課程等，甚至還有業者推出了藝術療癒賞析，透過藝術影音的陶冶心靈，對於心理的撫慰有良好效果。藝術療癒的內容包括了生態、地景、花鳥、水墨、茶藝等豐富影音系列，在紓壓、陶冶心靈之餘，也可以成為銀髮族終身學習的最佳選擇。

相信在我們身邊周遭一定都有長輩，他們各有不同的性格，或有開朗、或有保守，無論是長輩或身為晚輩的我們，一定都希望長輩們即使臉上已經布滿歲月痕跡，飛揚青春早已轉化成遲緩的腳步，但他們的智慧與經驗閱歷卻一直在不斷累積，這絕對不能被放棄，老人家們依然是顆閃耀的寶石，要持續地閃耀。德國哲學家也是詩人的尼采曾說：「不必在意一日的長短，只要在這段時間裡有著多采多姿的生活，你將發現，有一百個口袋可以填裝它們。」他還說：「遲到的青春是持久的青春。」就讓我們和長輩們一起努力，攜著長輩們的手，讓他們可以正向地面對健康與老化問題，和它們和平共處，拋去年齡的約束，在有限的生命裡，努力生活、盡情歡笑。生活可以很有情趣，青春不老，老也可以老得健康、老得繽紛璀璨、老得幸福快樂。（參考資料：桃園市政府網站）

育樂輔具的選擇與應用

手腳運動器

輔具特色：

1. 運動器的四端皆裝有橡圈，除可防滑、還可保護地面防止刮傷。
2. 可以坐在椅子上，如踩腳踏車般運動腳部；或將運動器置於較高的桌子上，進行手部運動。

適用對象：

手部功能需加強或復健者、腳部功能需加強或復健者。

撲克牌放置器

輔具特色：

1. 放立撲克牌，協助玩牌使用。
2. 透明設計，清晰可見。

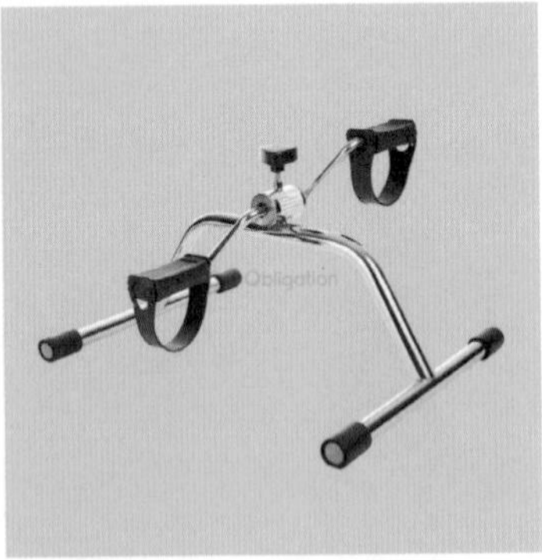

手腳運動器（OO 生活輔具提供）

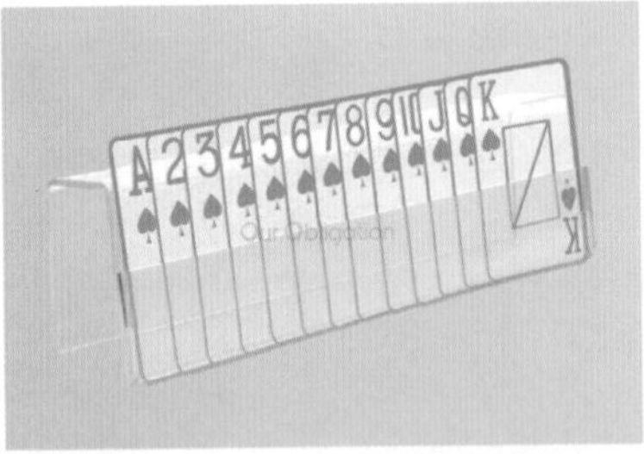

撲克牌放置器（OO 生活輔具提供）

適用對象：

銀髮族手抖者、手部疼痛或手功能受限者。

盲用五子棋

輔具特色：

1. 黑、白棋子表面形狀具光滑與螺旋差異，便於辨識。
2. 棋盤凸起的格線可讓視障者用觸摸的方式理解。
3. 棋盤具磁性，便於棋子固定。

適用對象：

低視能或全盲者。

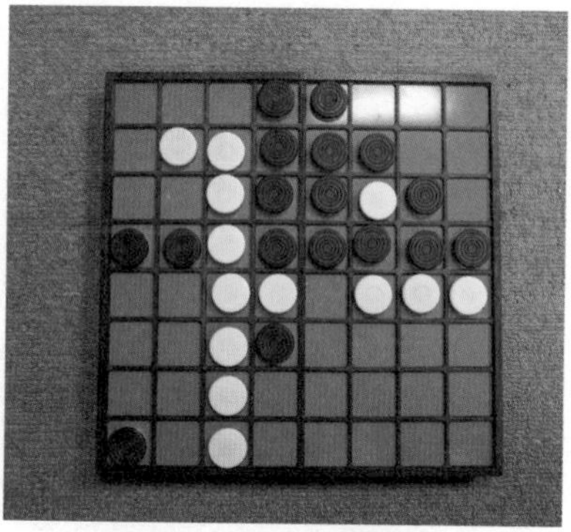

盲用五子棋（作者提供）

溝通與資訊輔具電腦之輸入裝置

PCEye Explore

輔具特色：

1. 可利用眼球移動控制滑鼠游標和點擊滑鼠左鍵。
2. 結合大量的兼容軟體和網頁，讓使用者在用噴濺、塗抹、顯露、油漆、筆畫、做音樂等遊戲功能時，盡情享受邊學邊玩的空間。

適用對象：

運動神經元疾病或漸凍人、腦性麻痺患者、肌肉萎縮症者、脊髓損傷者、頭部外傷者、中風患者、脊髓性肌肉萎縮症、雷特氏症、自閉症患者。

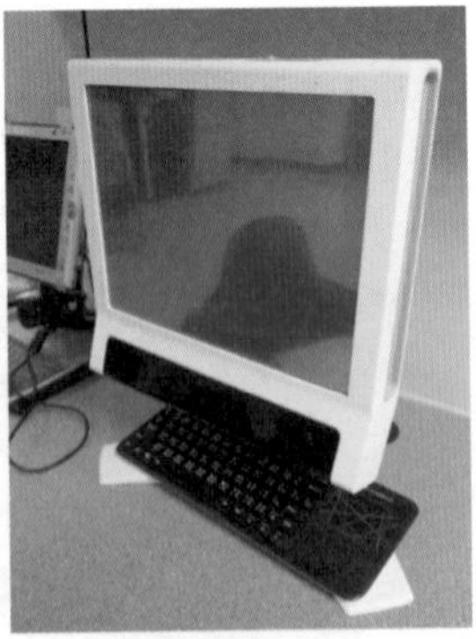

PCEye Explore
（作者提供）

可調式眼鏡框

輔具功能：

1. 磁釦式眼鏡框，可從該處打開鏡架。
2. 可直接掛在脖子上不怕遺失。

適用對象：

使用眼鏡者、眼鏡脫戴頻繁者。

放大鏡指甲剪

輔具功能：

1. 兩倍放大鏡，可上下調整放大鏡角度。
2. 設計把柄及碳鋼材質鉗口，剪指甲輕鬆不費力。

適用對象：

銀髮族、視力不好者。

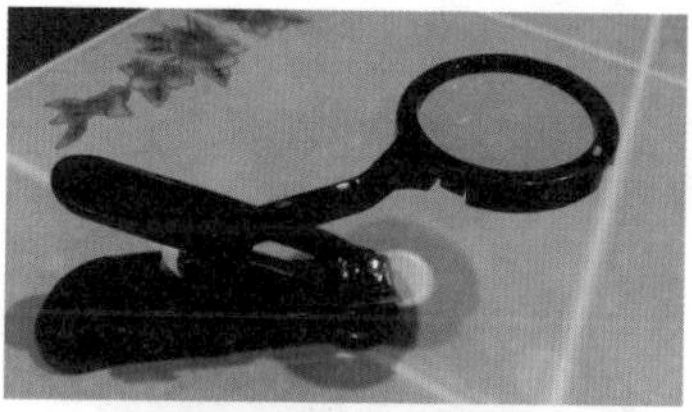

放大鏡指甲剪（作者提供）

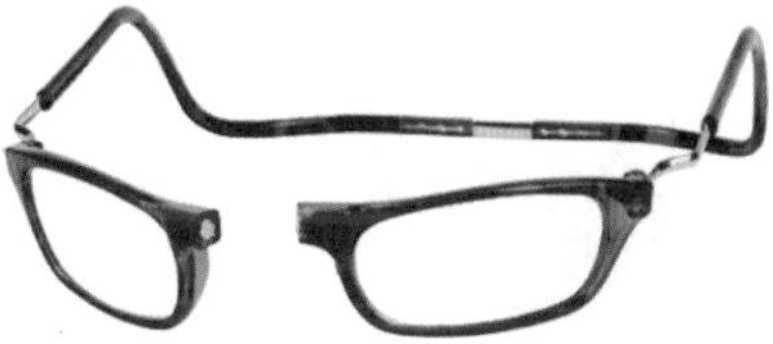

可調式眼鏡框（北之特樂銀提供）

84T頭腦體操

輔具功能：

1. 採循序漸進方式，共有四百七十八題立體組合玩法。
2. 可促進手眼協調，強化圖形、顏色、空間等認知，以及邏輯思考訓練，協助大腦重新煥發、減緩記憶力衰退。

適用對象：

幼兒、學齡前、小學生、銀髮族。

骨傳導——音聲擴聽器

輔具功能：

1. 協助輕微聽損者方便溝通，藉由骨頭傳導到聽覺神經，引起聽覺效果。
2. 只要握住即可啟動開關，手放開就自動關閉。
3. 超輕量的設計易於攜帶，亦可搭配專用耳機使用。

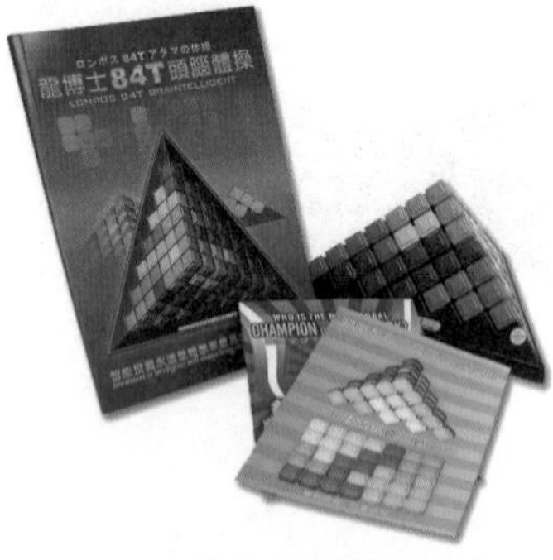

84T 頭腦體操（樂齡網提供）

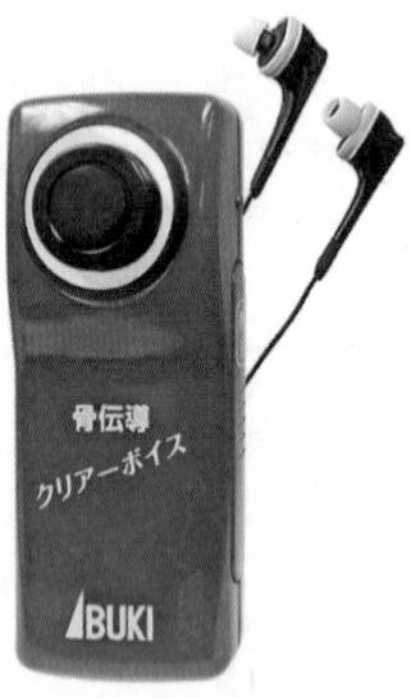

骨傳導——音聲擴聽器（樂齡網提供）

適用對象：

銀髮族、聽力退化但尚無須佩戴助聽器者。

桌上型震動鬧鐘

輔具功能：

1. 超大螢幕數字顯示，即使在光線微弱處亦可看清楚時間。
2. 強力震動器，可置放於枕頭下，並附有貪睡裝置。

適用對象：

視力不佳者、聽力受損者。

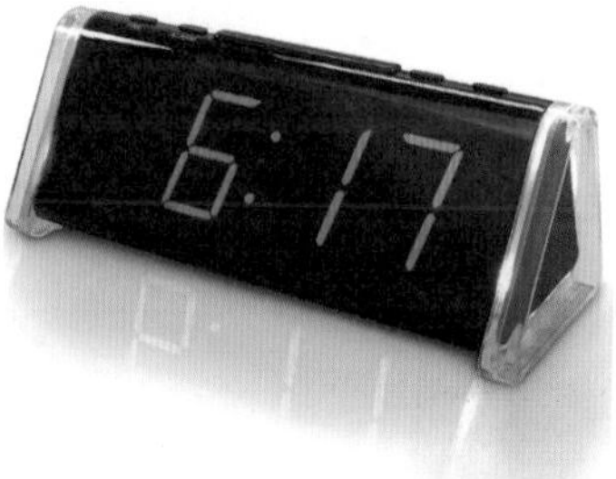

桌上型震動鬧鐘（樂齡網提供）

相片輔記助聽電話

輔具功能：

1. 聽筒音量放大、背景濾波降噪與音調調節功能，同時兼容助聽器，避免雜音嘯叫情況發生。
2. 只要一鍵按下相片，即可自動撥出預存的電話號碼，免除記不住電話的煩惱，尤其在緊急狀況發生時，協助第一時間撥出電話求救。

適用對象：

聽力不佳者、記憶差或失智，無法按對數字按鍵者。

智慧型頂級熟齡手機

輔具功能：

1. 大按鍵設計不易按錯、超大螢幕大字體，長者也能輕鬆看、超大來電鈴聲不漏接。
2. SOS按鍵可緊急呼救，亦有拍照錄影、FM廣播、LED手電筒、免掀蓋接聽等功能。

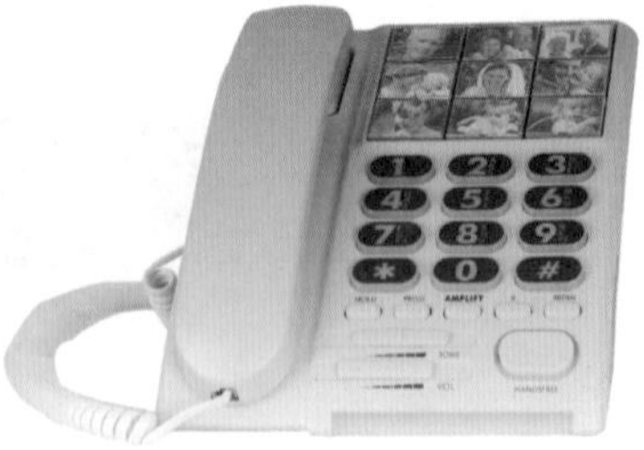

相片輔記助聽電話（樂齡網提供）

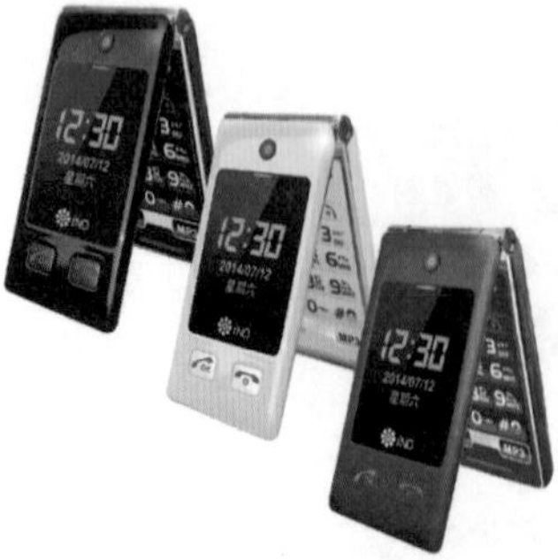

智慧型頂級熟齡手機（樂齡網提供）

適用對象：

銀髮族、視力不佳者、聽力不佳者。

全方位移動式調整型閱讀架

輔具功能：

1. 無段式自由調整高度與最佳閱讀角度，以及備有彈力書夾及固定彈力繩，可不必扶書。
2. 具備移動式底盤的閱讀架，可自由推至家中各處享受閱讀。

適用對象：

做事需空出雙手者、閱讀姿勢需改善者。

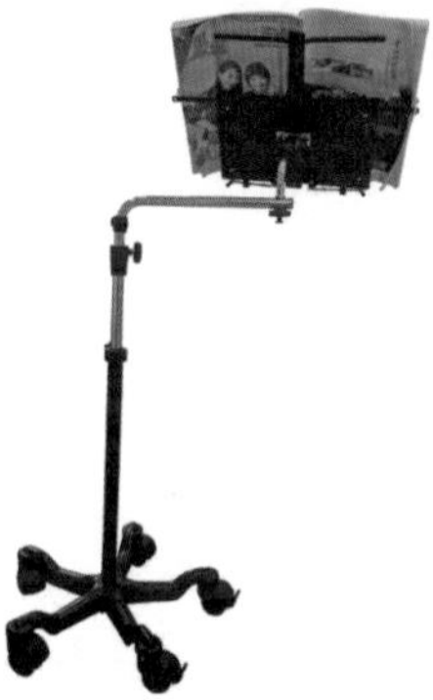

全方位移動式調整型閱讀架（樂齡網提供）

方型附燈放大鏡

輔具功能：

1. 具有固定焦距的大視窗，避免手持晃動，減少眼睛疲勞。
2. 有內建燈泡，閱讀時更加清晰。
3. 大型握把方便銀髮族握持。

適用對象：

銀髮族、視力不佳者。

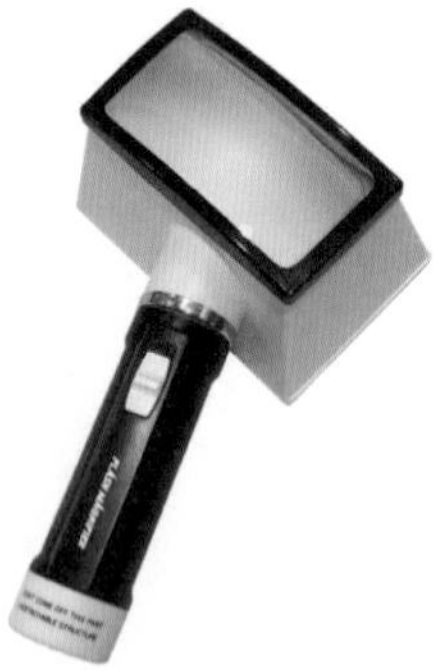

方型附燈放大鏡（樂齡網提供）

輔具DIY

簡易式開關按鈕

現成／自行組裝：

藉由三．五公釐的單音音源線連接開關按鈕與物品，可簡化動作開關種類：腳踩式（踏板）、手壓式（按鈕）、拉繩、重心轉移（水銀）。

材料：

銅、鋁箔片／硬幣、絕源片、焊接器、單音音源線等。

可用範圍：

滑鼠、玩具、電燈、電風扇等用電池供電之物品。

現成：

觸控式滑鼠、吹吸式滑鼠、頭控式滑鼠、按鈕式滑鼠。

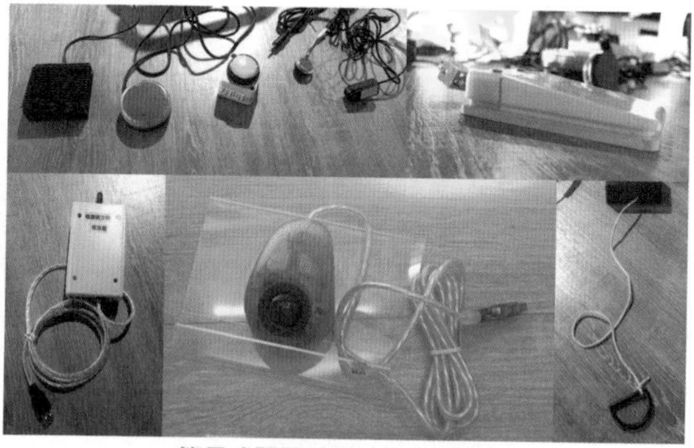

簡易式開關按鈕（作者提供）

溝通板

現成：

購買白板，白板大小可自訂，可手拿或利用木架直立皆可。長輩可以用不同色筆畫畫、寫字，或是與家人進行溝通。也可做為記事用，避免遺忘。

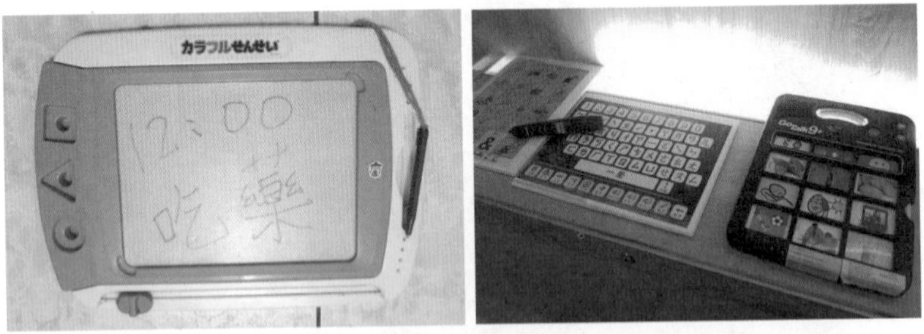

溝通板（作者提供）

自製沙包玩具

做法：

1. 利用家中碎布或舊衣服，剪成適當大小方塊布。
2. 利用針線將三面先縫起成一口袋狀，填裝紅豆、綠豆或米粒皆可。
3. 填裝後再縫密即可。

輔具功能：

1. 可與長輩玩丟沙包，訓練老人家手部靈活機能，並可增進親子關係。
2. 不同的花色，協助視力不好的長者方便辨識。

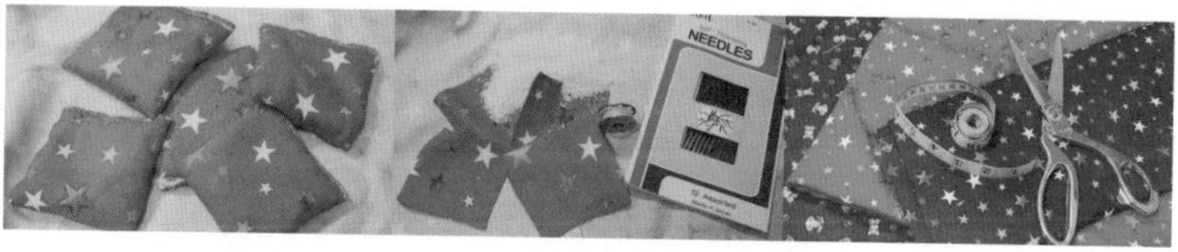

沙包（作者提供）

單元一

安心小叮嚀

讓長輩維持一定的社會活動

1. 老人家的活動不需拘泥任何形式，到公園散步、與街坊鄰居聊天、做做體操都是很好的方式，如果做體操或跳舞，最好能有老師帶，並盡量放慢動作。
2. 從事任何運動，一定要事前進行暖身，並且要穿對的鞋子，運動場地要平整，才不至於發生意外或危險。
3. 慢性疾病患者，最好聽從專業醫師的建議從事相關運動方式。
4. 除了協助老人家重新返回社會，維持一定的社會關係，老人家還是會期待珍惜與家人共處的時間。適時地安排家族團聚機會，一起從事家族旅遊或活動，讓長輩能有家人的聲音與身影相伴，也是必要的。

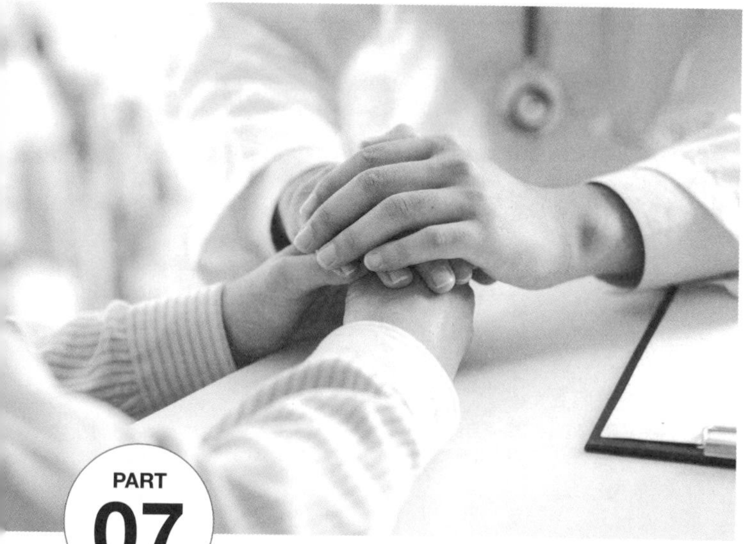

PART
07

外籍小幫手的照護管理

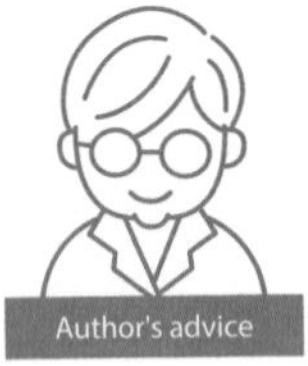

照顧的關鍵因素沒有比人力更重要的了，尤其是二十四小時三百六十五天的陪伴與照顧，因此外籍看護工的申請也就成爲家庭照顧在人力吃緊時的第一選項，也因著語言不通與照顧知識缺乏的缺點，無法稱之爲得力助手，卻因爲有將長輩盡可能留在家中照顧的期待，我們也必須接受家中需要這個不可或缺的「外籍小幫手」。

因著「不可或缺」「語言不通」及「照顧知識的缺乏」，我們找出幾項可以幫助這些小幫手以及合力照顧的方法。既然是合力照顧一定有必須彼此包容與互補之處，如果可以建立好的雇傭關係，更甚有人可以發展出家人相待的模式，都是照顧三方的福氣。筆者也在二十年的聘雇關係中，經歷團體聘僱、個人聘僱、遣送回國、轉換雇主、警察局交保以及分別嫁出菲律賓、印尼、越南籍外籍小幫手成爲新娘的過程。以「誠」「愛」相待，如果找到合拍的，感謝神，如果合不來，沒有誰對誰錯，也要彼此祝福，畢竟，少了血緣的關係，很多事是勉強不來的，尤其是長輩的個性與情緒也不容易改變呢！祝福大家都有個合適的「外籍小幫手」。

他們是最稱職的幫手

台灣進入高齡化社會已經成為事實，而且少子化的問題，讓台灣很多年輕人需要工作、家庭兩邊兼顧，但就實際情況來說，這是非常重的負擔。尤其是對於家中有長期需要照顧的長者或家人，如患有失智、癱瘓或急病重症的家庭，這些勞心勞力的照顧工作非一般人能想像，難以言喻。如果家中成員無法協調分攤工作，或是只有一位子女的家庭，負擔之重不言而喻，若是不想將長輩或家人送往安養院，那麼，聘雇外籍看護是家庭照顧者唯一的選擇。

外籍小幫手的管理技巧

不過，對於第一次到台灣的外籍看護工，雇主往往覺得外勞反應遲鈍、怎麼教都不會，或是覺得外勞的工作品質不如預期，於是想要更換外勞。其實，從事看護工作，需要經過專業照顧技巧以及良好的自我管理培訓課程，但是目前來台的外籍看護，通常只有在來台前，在其國家接受短期的照顧訓練及語言訓練，因此，到台灣來立即進入工作時，照顧技巧未必純熟，加上來到異鄉，還有語言、生活習慣和文化要適應，讓這些外籍看護更顯得壓力大。

此外，雇用外籍看護，也有許多讓人不放心的地方，看護的素質好壞並非掌握在自己的手裡。這些年來，關於雇主與外勞之間的摩擦或爭執，抑或是受照顧者受外籍看護凌虐的社會新聞層出不窮；當然，也有因為受照顧者性情多變、過度挑剔，導致外籍看護不堪負荷，甚至脫逃的事件也時有所聞。這些大大小小雇主與外勞間的紛擾大多是因為雙方溝通不良所造成，畢竟有語言上的隔閡，在溝通上難免會有些誤會或不解。只為了語言上的問題，通常雇主不會請仲介來翻譯，但是許多的小問題經過累積，久而久之就會發生衝突了。

所以，雇主在與外籍看護發生爭執或不耐煩，抑或想更換外勞時，先請體諒剛來到台灣工作的外籍朋友對於陌生環境可能產生的壓力和恐懼，盡量藉由仲介的翻譯與溝通協調，給彼此間有個適當的磨合期，或許在經過了解以後，這位外籍看護會成為最貼心的小幫手喔！

除了透過仲介居中協調溝通外，針對工作與生活方面有幾項溝通建議方式提供大家參考，雙方可以更容易了解彼此的需求。做好外籍看護的管理，會讓雙方都能更清楚、更輕鬆地相處。

動作示範勝過任何語言

台灣的外籍小幫手以來自菲律賓、印尼和越南為主，以印尼看護工為例，按照印尼政府規定，每位看護小幫手在出國之前，都會要求他們必須上足包括語言學習、文化習俗、家庭打掃等共六百小時的課程，另外，人力仲介公司也會在當地經營的訓練所針對雇主的需求再加強訓練。不過，這在實際的應用上，還是不夠的。

雖然他們有上語言課程，但未必能夠應付，彼此間的語言隔閡是很大的，因為發音問題，雙方都可能會發生「聽不懂」對方說話的情況和困擾。例如交代要為受照顧者拍背、換尿布等等，或者會發生溝通不良或是聽懂了，但是動作做不到位，希望他們重做卻出現溝通問題，這時候，肢體語言是最好的溝通方式。就如同我們到外國旅遊，有時候比手畫腳反而能得到我們想要的答案。

所以，建議雇主親自示範一次，再請小幫手跟著做一次，這也可以確認是否達到雇主的要求。包括家中彼此生活習慣不同，家中相關家電用品如洗衣機、除濕機、微波爐的使用方式，或是浴廁、廚房的清理方式都應示範一次，如果小幫手還是不熟悉，也請不厭其煩地多操作示範。雖然剛開始會比較辛苦，萬事起頭難，但這樣的動作示範遠比用語言溝通要來得好，相信外籍小幫手會較快熟悉與上手。

圖文照護手冊讓照護更得心應手

一般來說，雇主透過仲介公司確定選擇好外籍看護之後，可以請仲介公司事先將受照顧者的狀況讓外籍小幫手有所了解，在來台之前，先加強訓練。例如受照顧者需要定期、定時復健，相關的復健動作或支撐協助受照顧者上下輪椅等技巧；或是長期臥床的受照顧者，需要經常協助翻身拍背，還有協助移位等技巧，來到台灣之後會比較容易進入狀況。

除了照顧技巧，受照顧者每天的照顧流程、飲食、衣服穿著、身體清潔等等還有各種細節與個人生活習慣等，為了彼此能有更良好的溝通，建議可以將需求、希望外籍小幫手照顧的內容與方式，包括生活起居等時間細節等都做成工作表格，並附上中文與小幫手的國籍語言文字對照，放在固定的地方，方便外籍看護參照，按表操課。如果家中未必都有人在家，雇主可以更詳細地將重要的照顧技巧與細節圖片化，對

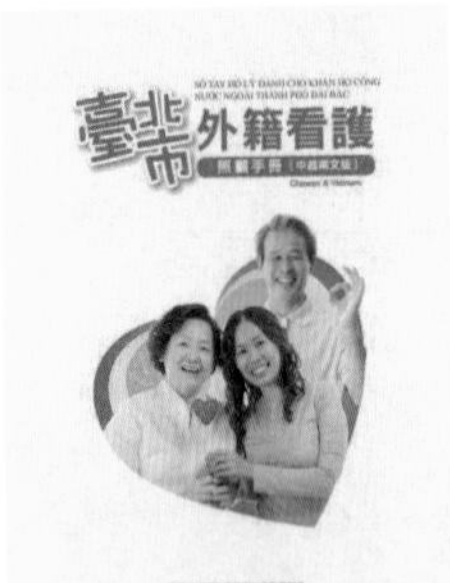

照護手冊出處：台北市勞動力重建運用處

照文字，協助外籍看護能在照顧上更得心應手，也可以讓受照顧者能獲得較好的照顧品質，並減低危險意外的發生。

如果雇主真的很忙碌，沒有時間製作相關表格或圖文，部分縣市政府或福利機構也有製作相關照顧手冊，並有各種語版，雇主可依據需要前往索取。

尊重外勞文化並定期溝通

來自東南亞的朋友，可能會出現比較懶散的態度，有時候還只會一個命令、一個動作。例如一位中風的受照顧者，下午需要幫忙做肌肉按摩，但總會發現外籍小幫手的手不是很有力氣地在受照顧者的腿上摸著，邊按摩邊看電視，這是常聽到家庭照顧者說到的普遍現象，又或是小幫手只顧滑手機，而忘記要給受照顧者用餐或喝水等等。所以，家中需要有人照看著，但是一個家庭裡，有時成員不只一位，這時，就要清楚讓外籍看護清楚地知道，有問題時該找誰問，誰是主要為他解決問題以及發號施令的人。

有時雇主一家和外籍看護長期相處下來，也會產生好感情，即使如此，建議還是要維持一定的規矩，以免在過度示好的情況下，讓外籍小幫手產生誤解，甚至養成習慣，被視為一種理所當然，時間一久，也很容易因為這些事情發生爭執。做得好可以有獎勵，有失誤或錯誤也要給予適當的懲罰，這些獎懲也都可以和小幫手說清楚，由主要的溝通者來溝通與執行。

不同國籍的小幫手也都有他們自己的生活習慣與文化，尤其是在宗教信仰上。菲律賓的小幫手多為天主教徒，印尼小幫手信奉天主教和回教的都有，天主教徒通常會希望在週日放假，可以上教堂望彌撒；至於信奉回教的外籍看護，生活習慣與台灣就有較多的差異，例如不吃豬肉、齋戒月日間不進食、及每天要朝拜等戒律，建議雇主要尊重外籍看護的信仰。在飲食上，很多雇主會希望大家都吃一樣的飯菜，但來自東南亞的小幫手可能因為信仰不吃豬肉，大多數都喜歡吃辣，但對台灣家庭來說，並不是經常吃辣味食物。因此，建議雇主可讓小幫手自行準備自己的飲食，有時候雇主的好意也可能會變成他們的負擔。

長時間照顧重病者是很辛苦的工作，有必要給予外籍看護適當的喘息時間，雇主只要能與看護工取得協調與共識，確立看護的休假時間與方式，是雙方釋放善意的好方法，也可以讓受照顧者獲得更好的照顧品質。

外籍人士在台生活諮詢服務

外籍小幫手隻身在異鄉工作，本就是件很辛苦的事情，尤其是從事照顧工作，更是艱辛。除了仰賴雇主提供關懷，我國的內政部移民署也很注重外籍人士在台灣的各項生活狀況，建議雇主如果發現家裡的小幫手需要更專業的諮詢或協助，可以利用這條諮詢熱線：0800-024-111。

服務內容

外國人及外籍配偶在台生活需求及生活適應相關諮詢服務，包括簽證、居留、工作、教育文化、稅務、健保、交通、就業服務、醫療衛生、人身安全、子女教養、福利服務、法律資訊及其他生活訊息等事項。提供中、英、日、越、印、泰、柬語服務。

服務時段

中、英、日語：二十四小時、全年無休。

越南語：每週一至週五（不含國定例假日及其他休息日）上午九時至下午五時。

印尼語、泰國語、柬埔寨語：每週一至週五（不含國定例假日及其他休息日）下午一時至下午五時。

服務方式

透過通曉我國及其母國語言人員協助，提供國語、英語、日語、越南、印尼、泰國、柬埔寨等七種語言的通譯服務。

「一九五五外籍勞工二十四小時諮詢保護專線」

除了移民署的生活諮詢熱線，另外還有「一九五五外籍勞工二十四小時諮詢保護專線」，屬於全國性二十四小時單一申訴諮詢窗口，服務內容包括有提供各國雙語服務、受理申訴服務、轉介法律扶助諮詢服務、轉介保護安置服務及轉介其他相關部門服務。外籍勞工、雇主或一般民眾都可以免費撥打。

各國外勞文化大不同

外籍小幫手來自各個不同國家，雖然都來自東南亞，但仍然有文化上的差異，若希望能夠彼此相處愉快，減少不必要的紛爭，就要先了解他們的文化和生活特點。

菲律賓

以英語溝通為主，由於教育水平較高，學習與反應能力也較好，做事效率也隨之較高。菲籍小幫手大多個性外放，較具法令意識，會與雇主爭取自己的權益，會要求工作的合理性，但也比較會遵守規則。

印尼

印尼小幫手通常會說英語，此外，印尼也有很多華人，所以，大多會說一些華語，溝通上稍微容易。印尼小幫手有較好的服從性，感覺還算聽話，但是工作較為散漫、被動，效率較差，較需常加提醒。他們多信仰回教，在飲食上與生活習慣有較多戒律，需要先溝通，了解需求。

越南

越南小幫手服從性很高，工作效率也不錯，相關生活習慣與台灣較為類似，溝通問題較為容易。多以越南語為主，來台前會學些華語，宗教信仰以佛教、天主教為主。

單元一

安心小叮嚀

三個建議，居家照顧更安心

建議受照顧者有家人同住，才考慮申請外籍小幫手。

1. 若是獨居老人不建議請外籍小幫手，避免產生摩擦、爭吵，反而無法達到完善照顧的目的。
2. 如果長輩居住老人住宅（註5），家庭照顧者可申請外籍小幫手，前往協助。
3. 建議家庭照顧者與外籍小幫手建立分工模式，讓小幫手有喘息時間與空間，避免產生負面情緒與過重負擔。

註5：公辦或公辦民營的老人住宅不可以有外籍小幫手同住；私人經營的老人住宅才可以，例如：潤福生活館。

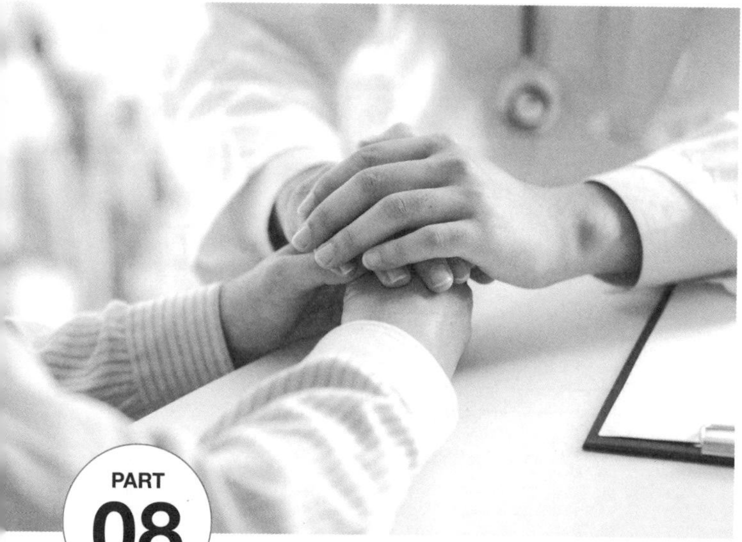

PART 08

45 個關於長照的案例 Q&A

「案例Q&A」的內容是整本書最困難的部分，因爲案例幾乎少有完全相同的情境，大多數的情形是從部分的失能或失智情境中搭配每個家庭特有的人力結構與資源，如果有不符合或欠缺的清況，就請發揮照顧者的智慧與家人的集思廣益，再加上網路搜尋的便利。

如果還是感到不安與困難重重，那就請您或家人使用網路與社群工具（愛長照LINE、愛長照FB）及進入愛長照網站與我們聯絡（http://www.ilong-termcare.com/），也歡迎將照顧上的「小撇步」告訴我們，我們將去除個人資料，彙整後回饋給更多需要的人。最後祝福大家平安健康，別忘了有人在爲你祈禱，陪伴你一同走那段「無法一個人走的照顧之路」。

最實用的照護Q&A

當家中有長者或是重病病患等受照顧者，對於家中的主要照顧者或其他成員來說就是考驗的開始。家中長者逐漸老去，身體機能也會隨之退化，無論是身心都會出現變化，也會有不同的需求出現，可能會有更多的依賴、更多的碎唸、更多病痛，而重病患者亦然，他們都需要關心，需要被照顧。但這是長期抗戰，是家中所有成員都需要關注的問題，包括照顧者本身的生理、心理也都需要獲得喘息才行。

這些年來，長期致力於照顧的工作當中，常常會聽到家中照顧者擔心的話語和如何妥善照顧長者等問題，到底照顧者都在擔心些什麼？又該如何獲得妥善的解決，於是我們整理出照顧者常見的問題，並提供大家妥切的因應方式。

照顧者照護人力

Q1：由於家中長輩需要長期到醫院進行復健或洗腎，可是子女們都要上班，無法協助接送，怎麼辦才好呢？

A1：為提供老人更多的生活便利，目前各縣市政府社會局都有開辦居家服務的申請。只要有需求，可以向各居住所在地的縣市政府社會局申請，就能夠配合需求時段服務，例如，居住在台北市，便可向台北市長期照顧管理中心提出居家服務申請。

另外，也有部分社福團體成立「居家服務系統」，提供「家事管理」「居家陪伴」及「居家照顧」等服務，其中也包括陪同就醫、代取藥品及保健等就醫服務。若有需要，家庭照顧者可多蒐集相關福利機構資訊，像是台灣社區照顧協會在台北市、新北市、桃園縣市、台中縣市、台南縣市、高雄縣市等縣市都設有服務據點，提供相關專業的陪伴服務人員。

Q2：我的父親已經過世，平常就只有媽媽一個人住，而且幾個兄弟姊妹都居住國外或外地，所以無法陪伴媽媽同住。雖然媽媽現在身體情況和體能都還可以，但還是會擔心將來有一天功能退化時怎麼辦？

A2：現在的確有許多老人家是獨居的情況，可能是沒有親友獨自一人，也有像這樣子女不在身旁，老人家也不願搬離現有居住地，所以讓子女們很傷腦筋。到底該如何才能確保老人家身心健康，讓子女們能夠放心努力工作？

首先，建議能向各縣市政府社會局申請緊急救援系統服務，相關申請文件可向各公民營老人服務中心、平價住宅與社福中心洽取。如此一來，萬一長輩在家中發生緊急意外事故時，也能夠及時向外界聯繫。此外，也可以鼓勵媽媽趁著身體健康情況還不錯的時候，多找朋友或鄰居一起外出活動或見面吃飯聊聊天，或到距離住家較近的運動中心或公園運動，增加體能與活動力，維持身體健康。

Q3：家裡的長輩身體功能逐漸退化需要人力照顧，但是家裡成員眾多，是要去各子女家輪流住、輪流照顧，還是讓老人家固定一處，大家輪流前來照顧？如果子女各有照顧上的要求與意見，該怎麼辦呢？

A3：當子女長大成人，各有家庭的時候，的確會有各自需要面對和承擔的事情，但是家中長輩的照顧也是需要急迫解決的問題，很多家庭經常就為了如何安排老人家的照顧問題鬧得不愉快。

首先建議要先傾聽老人家的想法，然後開家庭會議，彼此協調與溝通，在達成共識之後，再行分配相關家庭角色，例如決策者、照顧者、經濟負擔者，同時還要區分出主要與次要的承擔工作者。此外，也要評估主要家庭照顧者的壓力，最好能輪流照顧以減輕負擔。

Q4：要上班，又要照顧長輩，久而久之還是會有些吃不消，送安養機構又會有些不放心，到底是將長輩送安養機構還是自己照顧比較好呢？

A4：長期照顧家中長者的確是很辛苦的事情，也有經濟上的壓力和身體體能負荷等等需要考量的問題，而且每個家庭情況各有不同。建議先評估家中成員的支持與照顧能力，以及壓力負荷程度，如果能夠彼此支援還可處理時，可以先申請居家服務，提供每天短時數的協助，避免過重的經濟負擔。

如果經濟能力可以負擔，長輩也願意選擇進入安養機構，最好能多選擇評鑑優等的機構為照顧長者的場域，並且實地參訪機構，了解服務內容並實際觀察長者們的居住活動情形，再行選擇。

Q5：當照顧者需要假期喘口氣時，可以找誰幫忙？

A5：家中主要照顧者長時間與受照顧者相處，照顧一切生活起居與部分醫護工作，是需要喘息時間的，否則很容易讓自己也成為受照顧者。如果能夠確定休息時間，建議可依照本身的實際狀況與需求任選以下四種協助方式，在照顧者休假時間提供支援：

- 提前申請機構喘息或居家喘息服務。
- 日間照顧提供短托服務。
- 由其他家屬協助輪替照顧。
- 請自費看護或自費居家服務。

Q6：身為獨子，工作又在外地，只能讓父母兩老獨居，出現長者照顧長者情形，加上兩人年事已高都行動不便，日常生活需他人協助，能夠怎麼安排讓老人家的安全與照顧更周全呢？

A6：如果兩老都已經超過六十五歲，是可以透過各縣市社會局的長照中心作為媒介，事先了解長者的需求，再依其需求連結相關的居家服務、送餐服務，不僅可以定時、定期有人相伴，也可以視實際需要，提供居家整理、清潔等等，提供老人家舒適又安定的生活服務。

Q7：由於丈夫中風行動不便，必須做復健，除了身體不適導致情緒低落，還經常對著太太破口大罵，太太面對丈夫陰晴不定的情緒也產生很大的壓力和無奈感，該怎麼好呢？

A7：太太是唯一的照顧者，也是受照顧者最親密的人，當然會成為病人最容易情緒投射與發洩的對象，尤其病人在復健過程會有許多辛苦的地方，難免會有負面情緒出現。此時太太不僅要給予鼓勵，還要陪著一起度過，建議太太不要一個人面對，有時候尋求居家服務或是喘息服務協助，不僅減輕自己的照顧壓力，也讓自己能夠獲得喘息機會，對彼此的身心健康較好。

Q8：爸爸患有失智症，目前仍住院治療並有裝置鼻胃管，於是想將爸爸送到養護所照顧，可是媽媽認為她可以照顧爸爸，不願意送，但又經常因為照顧爸爸感到心情沮喪，該如何是好？

A8：失智症患者有程度輕重的差異，建議可以與天主教失智老人基金會等相關機構聯繫，獲得失智症的相關資料與資源，或者參與失智症家屬支持團體，從團體中學習照顧技巧及照顧知識。一來可以更清楚如何照顧失智者，也可以和其他病人家屬有所互動，互相鼓勵打氣。

另外，為了減輕媽媽的照顧壓力，也可以尋求居家服務、喘息服務、機構服務，抑或是尋求外籍看護，都是可以考慮的照顧方式。

最重要的是，要多關心媽媽這位主要照顧者，在減輕她照顧病人的壓力同時，也讓她多安排自己喜歡的活動，擁有自己的時間和空間，才不至於陷入照顧失智病人的恐慌與沮喪情緒中。

Q9：爸爸和弟弟一家同住在台北，雙方關係不好，所以爸爸有任何身體不舒服都會找我，但我與先生住在桃園，工作也在桃園，因此，只要爸爸身體不舒服或有突發狀況，我就要馬上請假回台北處理。長此以往，我也有些撐不住，希望接爸爸到桃園就近照顧，但仍需要時間找房子或機構，在轉換照顧地點的過渡期，該怎麼辦呢？

A9：建議先在桃園市政府申請或尋找機構喘息服務單位，暫時將爸爸送到相關安養機構接受專業的照顧，利用這段時間，尋找適合爸爸居住的房子或安養機構，方便日後的照顧。

Q10：幾年前我因前往大陸投資，舉家前往大陸，但父親後來罹患失智症，且日漸失能，於是由太太陪同返台，並由太太專責照顧父親。父親已長期臥床且有褥瘡、留置鼻胃管及尿管，我們夫妻長期分隔兩地，尤其太太長時間獨自照顧父親，沒有喘息機會，我們兩人也感到非常疲乏。

A10：主要照顧者十分需要獲得支持和鼓勵，由於先生長年在外經商，建議申請居家服務，在穩定提供相關協助外，太太也可以善用居家喘息及機構喘息社福資源，例如「中華民國家庭照顧者關懷總會」。除了可以獲得更多關懷照顧資源，也讓自己可以獲得適當的休息與屬於自己的時間，安排想做的事情，調劑生活。

另外，由於病人有褥瘡問題，可以向醫院或是社會福利機構尋求居家護理協助教導褥瘡護理，並且協助換管，讓父親可以獲得更好的護理。

進食餵食的疑慮

Q11：爸爸因生病住院後功能退化，需使用鼻胃管灌食，我們第一次學習到這種餵食法，使用鼻胃管灌食該怎麼清潔，又要怎麼做食物搭配呢？

A11：一般當病人有吞嚥困難的時候，醫師為防止病人發生吸入性肺炎，並且能提供病人足夠營養，會幫病人插上鼻胃管。如果是在醫院短期插鼻胃管，會由護士協助灌食，如果出院後仍需要使用鼻胃管進食，在出院前，通常醫院的護理人員會指導家屬如何使用。

關於食物的搭配，除了市售營養品補充外，可請醫院護士或居家營養師指導管灌攪打配方，不僅能輕鬆準備，還能讓病人獲得均衡營養。要提醒的是，如果是醫院所提供的管灌食物，最好在半小時內灌餵完畢；如果是罐頭裝食物，打開後四小時內要灌餵完畢，否則要冷藏保存避免食物腐壞，同時在二十四小時內使用完畢，經過冷藏的食物要先回溫才可再灌食。至於自己製作的管灌食物，以一天量為限，分裝後放入冰箱，依照每餐的灌食量隔水加熱後，在家三十分鐘內灌餵完畢，當天沒有灌畢的食物一定要丟棄。

Q12：家中長輩因為中風左邊偏癱臥床，只能接收簡單的指令，不過吃東西吞嚥情形還可以，只是喝水經常會嗆到，有什麼方法可以改善嗎？

A12：老人家喝水容易發生嗆咳，主要是因老化造成喉頭位置降低，喉頭往上升需要比較多的時間，當吞嚥流速比較快的果汁或水等液體，呼吸道會來不及關閉，於是造成嗆咳。這時候，我們可以增加液體的濃稠度——在開水或湯加入快凝寶、洋菜粉或蓮藕粉等增稠劑或勾芡，讓液體變得稍微濃稠些，降低液體的流速，讓老人家可以緩緩吞嚥，避免可能的嗆咳。

除了在飲食上做些調整，也可以幫助老人家做些簡單的口腔運動，以及按摩下顎到耳下，促進老人家的唾液分泌，並讓他們重複練習吞口水動作；或是帶領老人家做「一、阿、喔」等等口腔發聲活動，協助他們活化口腔功能。

Q13：因為家中長輩開始有吞嚥困難的現象，所以都會把食物煮得比較軟，液體也都會使用凝固劑，可是在進食時還是愈來愈容易嗆到怎麼辦？

A13：除了在食物的準備上下工夫之外，進食的時候也有部分事項需要注意：

- 專注於進食，避免同時進行看電視或聊天等會導致分心的事情。
- 保持坐姿，不要躺著進食。
- 放慢進食速度，減少每一口的食物量。
- 訓練每吃幾口就稍微咳嗽，避免食物堆積在喉腔。

另外，也可調整吞嚥方式，藉由各種不同姿勢來改變食物的流向，例如低頭吞嚥，可以保護氣管通道，避免食物或液體太快流入咽喉，讓進食更安全。如果是臥床的長者，可將床頭搖高九十度，再進行飲食。為了避免吞嚥功能退化，可進行口腔訓練，例如反覆撐住舌頭運動，將舌頭前伸，牙齒輕咬固定舌尖，之後吞嚥口水時，舌尖依舊要維持在外面，這個運動可以增加舌根和咽部肌肉的力量，減少食物殘留；或可參考語言治療方式，例如練習發「BaPaTaDaKaGaLaHa」等音、鼓頰、進行口腔清潔等。

Q14：意識不清的家人已經使用鼻胃管灌食了，是否不再需要清潔口腔？

A14：使用鼻胃管或腸造廔口的無意識臥床病人雖然已不再使用口腔進食，但不代表口腔就從此不再自然孳生細菌。定期清潔口腔可減緩牙床萎縮，亦可避免發生蛀牙或感染。最好為病人每天至少進行一次口腔的清潔護理，保持病人口、鼻的清潔與衛生，如果病人的意識是清醒的，可以刷刷牙做口腔清潔工作，如果普通牙刷不適用，也可使用海綿牙刷、棉枝或棉花棒等做清潔。如果病人是男性，萬一鬍子長得太長了，建議先幫忙刮除鬍子，方便鼻胃管的管路固定。

Q15：家人味覺變差，口味愈來愈重，但為了健康，必須控制鹽、糖攝取，有什麼方法可以讓家人吃得美味又健康？

A15：可以利用天然的植物香料提味，或是利用擺盤或採用顏色較鮮豔的食材，或是趁熱進食，因溫度可催化香氣揮發，藉此刺激視覺及嗅覺感官。另外，也可改變烹調方式，例如將原本要搭配醬料的食物做成低鹽低糖，藉此減少鹽、糖的攝取。

Q16：家人因頻尿而不敢喝太多水，卻導致泌尿系統方面的疾病，怎麼辦？

A16：如果本身已經有泌尿系統方面的疾病，建議向醫師諮詢專業意見，視實際症狀控制水分攝取。假如泌尿系統尚可負擔，建議盡量在白天時多喝水，而且要避免攝取茶、咖啡及酒精等有利尿作用的飲品；晚餐後需減少液體攝入量，睡前先排空膀胱。

夜晚頻尿對於老人家來說是很困擾的排尿問題，因為會影響睡眠品質，甚至是生活品質，而且，半夜起床上廁所，很容易造成老人家在半睡半醒間發生跌倒意外；尤其是在冬天晚上，起身上廁所時腦中風突發、心肌梗塞等意外，也十分常見，千萬要小心。

如廁疑慮

Q17：家中長輩因行動緩慢，上廁所經常有來不及的狀況，但是因為自尊心強又不願包尿布，身為媳婦經常需要清理老人家的排泄物，實在很困擾！

A17：大多數老人家對於包尿布都會排斥，總會覺得是宣判自己已經是無用的人一般。不過，現在針對銀髮族有許多相關用品，例如輕便型的活力褲，功能像尿布但外觀比較像內褲，優點為不像一般紙尿布厚重不適，如果真的來不及去廁所時也可使用，避免老人家因尿褲子而感覺失去尊嚴，很適合給不習慣或不喜歡包尿布的老人家使用。

如果是在家中，建議家人能定時提醒長輩上廁所，避免來不及走到廁所。夜間睡眠時，可在床旁擺置尿壺與便盆椅，方便長輩夜間起床如廁，同時也可避免不必要的跌倒意外。

居住照顧

Q18：我的妻舅已經六十七歲，和妻子離婚許多年，且與子女、前妻未曾聯繫，單獨居住中山區，而我與太太住在新店，兩地有些距離，只能偶爾探望。對於年事漸長的妻舅獨居安全有些擔憂，能為他做些什麼呢？

A18：老先生因為是獨居，建議協助他申請緊急救援系統，並同時通報「老服中心」，可引進更多獨居老人的照顧資源，例如友善關懷訪視、定期物資贈送等等。如果經濟能力允許，可以建議老先生入住老人公寓，同樣可有自己單獨隱密空間，且老人公寓有護理師、社工、照服員等相關專業人員，可以在老先生有健康或日常生活事務上需要協助時，提供適時的協助。

Q19：媽媽現年六十五歲，由於爸爸已經過世，所以，白天大多單獨在家。最近，她老說早上起床時，常需花很久時間才能從床上起身，感到十分不方便。有什麼方法可以改善嗎？

A19：老人家年紀漸長，骨質和肌力都會變得比較差，難免在起床起身的時候，動作變得比較緩慢。建議善用輔具資源，例如可購買床邊扶手放置於床邊，協助老人家自行起床時，能有施力點，可以安全自行起床。

Q20：我的父母年事已高，雖然和我們兄弟姊妹同住在台北市，但老人家習慣原來住處，不想搬來和我們子女同住，然而，媽媽曾提起家中大多時間沒有人陪伴，擔心萬一兩人在家中發生事情不知該如何求助？

A20：由於老人家和子女們都住在台北市內，所以不符合公費補助緊急救援系統，建議可以向中興保全、生命連線等自費申辦緊急救援系統，萬一臨時發生意外，可隨時請求支援或救援。另外，家中電話等聯絡工具，也可事先做些聯絡資料設定，並讓老人家清楚了解使用方式，可以在第一時間聯絡到可協助的親友。

Q21：一對老夫妻獨居，經濟無虞。丈夫已九十多歲，太太也已經八十多歲，老先生認知功能還很好，只是因為身體功能退化，偶爾仍會因雙肢無力而跌坐地面，太太無力扶起，常要求助鄰居。老太太雖然感覺照顧疲累，但仍不捨將老先生送往安養機構，又不捨花費聘雇外傭，該如何讓他們有更安全的活動空間呢？

A21：老人家最怕就是跌倒這件事，因為他們容易骨質疏鬆，下肢也會出現無力，在起身或在浴室、廚房等容易潮濕的地方發生意外，所以，如果能讓住家空間成為無障礙空間是最好的規劃。

建議老人家先確認居家環境的狀況，增設無障礙設施，同時申請緊急救援鈴。鄰居若是方便，除了向縣市政府社會局通報，也可提供「中華民國家庭照顧者關懷總會」的相關資訊，或代為聯絡，不僅有相關的居家服務，還有專業人員教導老人家跌倒扶起的技巧和須知，以減緩老太太可能因為攙扶先生而產生不必要的意外或危險。

Q22：由於現在的住家是租賃的公寓，不方便進行無障礙空間改裝，也不能在牆上安裝扶手，但是家中又有長輩，該怎麼做可以讓他們在家更安全呢？

A22：目前市面上有許多免安裝的輔具，例如斜坡板，免安裝扶手（利用吸盤、防滑材料，甚至直接利用家具本身的重量來固定）等等。主要是這些免安裝輔具的價格，會比進行空間改裝來得便宜許多，建議有時間可以直接上網搜尋產品名稱，或是向樂齡網、耆妙屋等銀髮族用品經銷商洽詢，依照實際空間的規劃與需求購買。

行動照顧

Q23：長輩腿部功能退化，醫師建議多到戶外運動、散步，但因需要坐輪椅及拿助行器，老人家總覺得沒面子，又擔心給人觀感不佳，該怎麼處理呢？

A23：老人家身體機能退化多少都會產生負面情緒，可以和長輩多加溝通，讓他們理解使用輔具的正確觀念以及必要性，因為是安全考量，可預防跌倒，利用助行器行走也有增強肌力的功能，讓長輩慢慢適應運用輔具。

至於運動方式，如果有空，可以陪同他們到住家最近的運動中心使用運動器材，也可以趁此機會讓老人家出門透透氣，轉化鬱悶的心情。或是運用家中可使用的器材陪同一起運動，另外，也可以申請居家復健，到家中評估老人家的體能狀況，同時教導正確復健方式。

Q24：家中長輩行動不便，無法自行到醫院回診或領藥時，要如何處理？

A24：建議可以在回診前或就醫時提前預約回診復康巴士或無障礙計程車接送，如此可減輕外出的不便，也可以提高安全性。

如果是屬於慢性疾病，有連續處方箋，建議可多使用社區藥局領藥。只要透過電話、傳真、網路等通訊方式傳送處方箋，就會有專業的藥師與家屬確認收件，進行配藥，而且還會將藥物宅配到家，並且指導藥品使用方式與諮詢，例如政昇處方宅配藥局。

Q25：我的先生因為中風導致左側乏力，但是因為住在無電梯的公寓，所以每次要外出都很困難，不知道有什麼方法可以解決？

A25：目前台灣很多房屋是沒有電梯設備的公寓，這對腳沒力氣的長輩或是仰賴輪椅的身障朋友來說，上下樓都是困難的事情，也經常成為家人沉重的負擔。如果要去醫療院所回診或有事外出，建議可以事先預約爬梯機等輔具資源，協助行動不便的長者或身障朋友安心、安全地上下樓。

關於居住環境沒有電梯，如果想進行環境改善，可透過各縣市政府的長照中心，聯絡環境改善工程單位，包括浴室改善工程、連續扶手的設置或是斜坡道等。不僅有部分改善補助，最重要的是可以改善目前的居家無障礙環境，讓行動不便的長輩可以更方便進出，不至於長時間待在家中，因為長期缺乏社會互動刺激，恐怕更容易導致長輩的虛弱失能。

Q26：因為住在無電梯公寓，老人家想要外出剪髮，卻因下肢無力，行動不便，外出有困難，該怎麼辦？

A26：為了讓年長行動不便或有身心障礙的朋友也能美美的，而有美美的心情，已有到宅剪髮的服務。可向縣市政府的社會局或是社福機構了解聯絡服務資源。

Q27：我家住在無電梯的二樓公寓，我太太因為生病雖然能平行走路，並且簡單自理生活，但無法上下樓梯；而我個人有輕微中風，無法揹負太太上下樓，再加上我的工作性質，時有無法配合太太醫院回診時間，很傷腦筋。

A27：首先建議確認是否能夠申請身障證明（請提供申請證明原因或目的），若符合申請條件，則辦理申請證明手冊。

關於外出不便，又可能無法陪同太太到醫院回診，則建議可向各縣市政府社會局申請，聯絡天使志工陪同就醫。至於無法上下樓，也可透過愛心揹資源或是租借電動樓梯輔具，解決不便外出的問題。

愛心捐以在台北市南港老人服務暨日間照顧中心為例，就有提供相關協助資源，而電動樓梯輔具目前政府則有提供補助申請，可視本身經濟狀況決定購買或是租借。

Q28：奶奶已經八十歲了，爸爸擔心她的身體功能退化，所以會要奶奶去附近公園散步，但只能步行，而且不可帶輪椅出門，避免奶奶「懶惰」不走路，「藉故」要坐輪椅，這樣好嗎？

A28：首先要先釐清陪同運動的意義，老人家維持一定的運動，保持身體體能是很好的事情。不過，老人家年事已高，行走在車水馬龍的巷道及徒步通過十字路口還是很危險，為避免奶奶在來回公園的路途上發生可能的突發意外，建議還是讓奶奶坐輪椅外出，抵達公園後，再讓奶奶下輪椅從事活動。

為長輩創造散步和運動的安全環境與心理是很重要的，否則奶奶的運動效果恐怕會打折扣，建議家屬能多方涉獵對於長者照顧的認識，營造尊重、愛與關懷的居家照顧，目前普及網路的相關銀髮長照資訊很方便取得，例如「愛長照」資訊網站。

Q29：爺爺因為行動上有些遲緩而且下肢無力，醫師建議要拿枴杖，可是他很排斥，拒絕使用，怎麼說服他好呢？

A29：先了解老人家為何排斥使用行動輔具，另外，是否選對了適合他們使用的輔具也會影響意願，而且帶著枴杖出門，老人家還是多少會在意外在形象，所以先了解一下老人家如何看待他要使用的枴杖。使用行動輔具需注意事項如下：

- 教育訓練：讓失能的家人了解使用行走輔具是為了安全，以及萬一跌倒可能發生的後果。此外，學會如何使用行走輔具很重要，學習適合自己的步態才能更安全的移動；步態相關的問題可以向醫護人員或治療師請教。
- 輔具不適用：輔具需要視失能者的情況調整，舉例來說，四肢都缺乏力量的老人，在使用助行器時容易重心不穩，在害怕跌倒的情況下，可能不願意繼續使用輔具；這時可考慮用其他輔具，或是將助行器裝上輪管。相關問題可以諮詢治療師或各地的輔具資源中心。
- 身體形象：失能者可能覺得拿輔具不美觀，這觀念其實可以被改變的，因為現在許多輔具除了著重實用與安全性外，也開始注意外型的美觀。因此，找些「時尚老人」的照片讓長輩或失能者參考，或者在安全無虞的情況下，改造輔具的外型，都是可以鼓勵長輩使用輔具的方式。另外，要適當地給予讚美，強化他們的信心。

Q30：媽媽因為中風不良於行，但還是喜歡外出，很擔心她的安全，該怎麼辦好？

A30：其實，媽媽還願意外出是很好的一件事情，應該要鼓勵。在她外出的時候可以善用部分社會資源，萬一家人無法隨行陪同時，可以交互運用。

・安全性的準備要項：出門前最好讓媽媽充分了解自己的身體已經和過去不一樣，因此要比以前更加謹慎。媽媽如果還可以獨自外出，一定要使用合宜的行走輔具及交通工具，例如低地板公車等。同時，最好穿著顏色足夠鮮豔的衣物，以免在人車多的地方發生意外。若是夜間外出，身上務必配戴手電筒，以亮光提醒附近的人車。

・善用社會資源：如果外出單純是為了復健或就醫，有些相關的社會福利資源可供使用，例如居家服務、復康巴士或天使志工等等。有些民間的慈善單位也會提供陪同就醫的服務，例如慈濟、華山基金會等等。

育樂照顧

Q31：隔壁鄰居奶奶在兒子全家移民後，整天鬱鬱寡歡，常感到生活無趣與孤單，我可以怎麼幫助她？

A31：獨居的長者很需要有人陪伴，可以鼓勵奶奶參與社區健康活動中心及社區大學，增進社交活動，紓解壓力。如果奶奶願意，可以申請居服員到府傾聽，給予溫暖關懷。由於奶奶是獨居在家，可協助申請緊急救援鈴，維護奶奶的居家安全。

疾病與失能者照顧

Q32：先生因為中風造成右側肢體無力、表達性失語、尿管留置。中風以後，他就只喜歡待在房內，生活態度消極，而且拒服藥物，還有被動式肢體關節活動的疼痛。太太也因為經常出力協助先生，導致腰椎痠痛，需使用束腹，該如何改善？

A32：這是照顧者因為長時間照顧生病家人，導致自己身體也不堪負荷的典型案例。中風病患在生病後，即使手術成功，也需要長時間的復健路程，尤其是自己行動不便，更容易陷入負面情緒，覺得自己不如以往的靈活自如，仰人鼻息的感覺，難免會出現消極的態度。這對照顧者更是一種精神負擔。為減輕太太的照顧負荷，建議申請居家服務，由居服員來協助分擔照顧。

該如何讓先生重新燃起對生命的期待與希望，如果夫妻倆有宗教信仰，建議可以藉由具有同樣信仰的好友或親人，前來探望並協助藉著聊天與傾聽，讓先生可以重新認識生命的意涵與態度，激發先生的生命鬥志。

另外，請醫院社工或諮詢人員引導先生思如果繼續拒絕吃藥，對自己的健康可能會引起的後果，同時還會增加太太的負擔，勸導服藥。由於行動不便，要恢復健康，一定要增進活動，延緩肢體僵硬和退化，建議向物理治療師諮詢居家運動，在居服員前來居家服務的時候，請居服員協助活動。

Q33：家中有長輩因病長期臥床，臀部有壓瘡，身上亦裝置尿管，該如何照護呢？

A33：建議向所在縣市政府社會局申請居家護理，由居家護理師到府提供技術性護理服務，提供指導及支持，並協助其他照顧服務的轉介，減輕家屬進出醫院的奔波勞累。壓瘡是長期肢體活動不良或脊髓損傷者、長期臥床、糖尿病、大小便失禁或皮膚脆弱、體力衰弱病患常見的問題。而壓瘡的發生通常有以下情況：

- 未定時幫病患翻身。
- 沒有定時換尿布。
- 病患怕痛或不願意配合。

• 病人長時間受到不適當的壓迫或是摩擦。
• 病患因滲便或長期腹瀉致肛門周圍皮膚脆弱。

如果病患和家人了解傷口的成因，只要徹底執行以下的預防與護理措施，就可以減緩壓瘡的發生。攝取足夠營養是預防壓瘡很重要的因素，尤其是維他命A與C、葉酸、蛋白質等可增強皮膚的抵抗力和癒合力。

適時翻身，並保持身體的清潔與皮膚的柔潤，最好使用中性無香味的肥皂清潔皮膚，並且保持身體的乾爽，可搽抹薄薄的乳液預防皮膚乾裂，但切記不要使用滑石粉或爽身粉，或者穿著容易吸汗的衣服。

選擇使用防壓力床墊，並拉平床單，以減緩皮膚可能承受的壓力。在病人兩腿間置一枕頭，預防兩膝或兩踝之互相碰觸和摩擦，對採半坐臥式的病人床頭搖高低於三十度，或採傾斜側臥的方式，以減少因身體下滑造成尾處的削力，每十五分鐘更換姿勢或翻身以減少尾處的削力。

如果有大便失禁問題，可使用大便失禁收集袋；若是小便失禁，男性可用尿套收集尿液，女性則以存留導尿管小便訓練法。千萬不要使用紙尿褲或用紙尿片鋪墊。同時，每次排便，肛門及周圍清洗乾淨後，最好能塗抹一層薄薄的凡士林，可以隔絕糞便對皮膚的刺激。

Q34：爸爸患有巴金森氏症，吞嚥功能退化，肺部有痰無法咳出，該如何正確幫爸爸拍痰呢？

A34：建議申請居家服務，請居服員協助病患拍背並教導家人正確的拍背方式，利用手在拍背時所造成的震動，使黏在氣管上的痰較容易排出，進而改善呼吸情形，舒緩病患的症狀。

卡痰的確會造成呼吸危險，當老人家有痰無法咳出時，給予拍痰協助有其必要，但在進行拍痰的時候，仍有幾項需要特別留意的事情，以下提供參考：

- 拍痰時讓病患側臥十五至二十度，看左右側的痰液哪邊積得比較多，如果是右側就讓病患躺臥左側。
- 拍痰時將手掌拱成弓字型，掌心中空，手指合併，手腕放鬆，以手臂帶動施力，也可以選購矽膠製的拍痰杯輔具拍痰。
- 一天拍痰三至五次，拍背一次約五分鐘，次數每秒約兩次，左右手交替。
- 拍背是由下往上拍、從外側往內側拍，才能將痰集中於氣管，促使有效咳嗽。

• 拍痰時，如果發現病患心跳突然變快，有呼吸困難、冒冷汗或臉部發紫等不舒服現象，要立刻停止拍痰，不要勉強。

• 在進食或管灌前後一小時內不要拍痰，以免影響食慾，或引發咳嗽、因嘔吐發生噎嗆情形。

• 如果病患有骨質疏鬆或是剛進行過手術尚有傷口，不可使用拍擊方式拍痰。

• 如果病患太過瘦弱或是已經長期臥床，建議在肋骨下方墊上枕頭，減緩可能的不舒服感。

Q35：公公因為長期臥床，屁股有褥瘡，但始終不見好轉，該如何處理才好？

A35：五點建議如下：

• 要讓褥瘡好轉，減輕壓力是重要關鍵，所以要經常協助病人翻身、轉位，否則其他治療效果都是有限的。建議至少落實每兩小時翻身更換擺位姿勢，避免同一部位受壓太久，造成褥瘡更為嚴重。

• 保持床單、被褥的平整，可讓壓力平均分布。平躺時，可在頭部、手肘及小腿處使用枕頭。側臥時，可在背部、上肢、膝蓋及腳踝處使用枕頭。俯臥時，可將枕頭置於胸部、大腿、小腿下方，並注意將腳趾懸空，避免碰到床板形成壓力點。

- 應確實執行褥瘡傷口清潔與換藥，如果不知道確切處理方式，可帶公公到醫院就醫，並學習褥瘡傷口清潔、換藥方法。同時，可詢問醫院營養師，注意營養攝取充足與均衡。
- 減緩壓力，除了平常的治療與護理，建議可考慮購買氣墊床，這是屬於可補助的輔具之一，可聯絡輔具中心進行評估，並了解申辦輔具相關補助流程。
- 除了向醫院護理人員請教照顧技巧外，也可以申請居家護理，指導照顧者照顧技能或是參與中華民國家庭照顧者關懷總會，與更多病友家屬切磋與溝通。

Q36：我爺爺已經年邁失能，最近感染疥瘡，該如何護理，家人該如何因應？

A36：疥瘡是由疥蟎所引起，一般會寄生在皮膚表層，尤其是在人體皮膚褶皺處和柔軟的部位，通常免疫能力較差、年長者、失能者及操勞過度者，是感染較嚴重結痂型疥瘡的高危險群。如果感染了疥瘡，一定要盡速進行治療，避免造成傳染。同時，需確實使用醫師開立之疥瘡外用藥膏，且必須塗抹全身，包括如背部、屁股縫、陰部、肚臍、手指間、腳趾縫、指甲縫等較不易塗敷的部位都需要徹底塗遍，協助塗抹或照顧者在照顧病患時要穿著隔離衣，並同時與病患一起塗抹藥物做預防性的投藥。

由於疥蟎寄生數量多，傳染力強，所以要格外注重清潔衛生。患者身上的蟎會掉落在衣服、床鋪及家具上，因此感染挪威疥的病患和照顧的家屬除了身體藥物使用外，必須落實環境清潔，床墊須靜置十四天，患者衣物皆需用高溫熱水煮過，患者房間即有接觸之空間需使用漂白水擦拭。患者衣物要與未患病者分開處理，並持續高溫處理至患者藥物停止使用為止。如果可以，最好一人一張床，若有不同人使用同一張床，最好更換床單及被單。

Q37：因為子女都在國外，先生已經過世，所以老太太一人獨居，雇請外傭照顧，近一年來，老太太常感覺到腰痛不適，居督員評估可能是外傭的照顧技能及輔具不足所致，要如何處理呢？

A37：由於外傭多少有語言上的隔閡，會產生溝通不良的問題，最好能將照顧的技巧以中文及外傭的國籍文字一步驟、一步驟地寫下來，搭配圖示製作成手冊或圖卡。如果老太太年事高，體力差、行動不便，需要有人扶持起身或移動，那麼移位的照顧方式也要以同樣的方式處理，提供外傭方便學習與達到提醒的目的。此外，建議最好添購輔具醫療床，減緩老太太的不適，也能提升安全性。

Q38：萬一失能者的體型比照顧者來得壯碩，如何協助移位？

A38：最好還是要運用移位輔具以及移位技巧，以保護照顧者本身的安全與健康。平價的移位輔具包括移位板（土豆板）、移位腰帶、移位轉盤等。若有需要且經濟狀況許可，可考慮移位機（包括固定式及機動式）。移位技巧有許多應用方式，不管哪一種應用方式，請記得兩個很重要的概念：

- 利用失能者尚有的功能：若失能者的腳尚可支撐自己的體重，照顧者就只需要協助起身；若失能者的手尚可抓握，照顧者就只需要協助翻身，之後由失能者自己抓著床邊扶手維持姿勢。
- 零抬舉：善用人體結構及移位輔具，盡可能減少照顧者的負擔；這需要照顧者判斷失能者的失能程度，也需要大量的練習，可向治療師諮詢相關資訊。零抬舉的應用有很多，像是讓失能者身體前傾，再稍作施力，即可讓失能者起身；或者失能者重心不穩即將跌倒，照顧者可利用移位腰帶及自己的身體讓失能者

「平穩地滑倒」，而非硬是攙扶。

失智者照顧

Q39：我的奶奶有初期失智症問題，外出會找不到回家的路，家人很擔心會有走失疑慮，怎麼辦才好？

A39：有以下四點建議：

- 可向中華民國老人福利推動聯盟申請走失愛心手鍊。
- 各縣市警察局申請指紋捺印建檔。
- 可以將家裡的聯繫資訊縫製在奶奶的衣物上，增加走失時尋回的機會。目前以台北市私立仁群老人養護所為例，所方會提供製作的長輩衣領標籤，於長者走失時可依標籤上QR code聯繫緊急聯絡人。
- 建議家中成員可輪流安排人力陪伴，避免失智長輩單獨外出。

Q40：面對罹患失智症長者所出現的困難行為，例如猜疑、重複動作，家庭照顧者經常無法協助處理，弄得身心俱疲，該怎麼辦？

A40：失智症者經常會對於自己說過的話或做過的事，完全忘記，最常遇見的就是已經用過餐了，卻忘記而重複要求吃飯。另外，也常會對家裡的某些成員產生猜疑，甚至發脾氣，這對於家裡主要照顧者或家中所有成員會造成嚴重負擔與負面情緒。因此，建議照顧者一定要讓自己適時地預留喘息機會。

- 建議多連結相關資源，例如失智症協會、天主教失智老人基金會等相關機構，並建議家屬參與失智症家屬支持團體，從團體中學習照顧技巧及知識。
- 可申請居家服務或喘息服務，如果經濟能力許可，也可考慮申請外籍看護，以減輕家庭照顧者的照顧壓力。

Q41：我的父親罹患了失智症，因為我們兄弟姊妹都有工作，沒有和父母同住，所以只有母親負責照顧父親。但是父親精神狀況混亂，有妄想傾向以及「黃昏症候群」，每到下午、傍晚，精神更為混亂甚至有攻擊母親的紀錄，由於沒有其他人可以協助照顧，母親經常感到身心疲憊，身為子女很擔心卻無能為力。

A41：所謂「黃昏症候群」是指部分失智症患者隨著太陽下山，經常會出現坐立不安、激躁、易怒或意識混亂的情形，而且會較平常的反應更為激烈，甚至有可能會持續至夜間導致難以入睡，或無法在床上靜躺。這對照顧者真的很辛苦，很難獲得充分休息，更甚而影響白天的照顧功能。因此，提供以下幾點建議：

- 可在住家附近尋求日間照顧中心資源，母親可於上午將父親送去日照中心，有專業人員可協助照顧，調整父親活動時間，母親也可利用這段時間休息，下午再將父親接回家。
- 建議母親可使用非藥物治療方式照顧父親，例如陪伴父親一起做些簡單家事或活動，像是摺衣服、揀豆子、每日撕月曆等等。
- 改善「黃昏症候群」，例如傍晚時，可將家中窗簾拉上，並將家中燈光全數打開，陪伴父親增加他的安全感。適時準備父親喜愛的點心，轉移他的注意力。
- 盡量減低噪音、雜訊。母親可以將傍晚這段時間營造成一天裡安靜的時間，聽聽輕音樂，舒緩情緒。
- 因為母親是主要照顧者，建議母親利用喘息服務，讓自己能有喘息時間。可參加失智症家屬支持團體，在團體中會認識有相同情況的病友家屬，能夠得到相關支持，增強照顧能力與紓解照顧壓力。
- 避免讓父親飲用咖啡、可樂等含有咖啡因的飲料，酒也不要喝，可減低「黃昏症候群」惡化。

Q42：我母親只有我和妹妹兩個女兒，因為我們都已結婚，父親又已去世，所以母親目前屬於獨居狀態，由於妹妹旅居日本，所以由我負責照顧母親。母親近日經常到處訴苦說她遺失物品，認為是我及居服員竊取的。但是母親所說的物品，有些並不存在或沒有價值。由於平時母親生活都能自理，表達能力好，所以對她所說的話大家都信以為真，讓我感到非常困擾與痛苦，而且也造成居服員的服務壓力。我曾帶母親到醫院做失智症診斷，卻遭母親識破當場責罵，真不知道該如何處理母親的問題。

A42：失智症患者經常會有疑心病的症狀，所以控訴遺失物品是很平常的事，以下三點建議提供參考：

- 第一時間，請不要與母親爭論或對質，可一起列物品清單，協助找回失物。
- 建議可與台灣失智症協會家屬支持團體聯繫，獲得相關資訊與支持。
- 如果原居服員努力與母親建立關係但仍無效，只能依照母親請求更換居服人力；請原居督員事先給予新接任居服員教育，實際了解母親情況，建議居服員在服務時間切勿離開母親視線，對於母親之陳述要予以同理心傾聽。

Q43：我家有位失智症長輩常常在家裡躁動及叫喚，干擾家人及鄰居的安寧，但是到醫院也檢查不出原因。

A43：對於長輩出現強烈的情緒反應當下，請先用冷靜平和的語調給予些許回應，不要只想著要約束他的行為，反而會讓情況更糟糕。

至於醫院檢查不出躁動原因，有可能是提供給醫師的情報量不足，才使醫師無法判斷。建議可試著記錄長輩躁動的時間、地點，當時的光線、聲音，以及排泄情況或是否已進食等等，情報量愈豐富，愈有可能歸納出躁動的原因，也才能對症下藥。

Q44：失智症長輩拒絕就醫／沐浴，甚至會因此有暴力行為，該如何勸說讓他能順利就醫及沐浴？

A44：這需要經過多方嘗試後才能找到原因。建議從以下三個層面尋找答案。

- 生理：例如因身體不適而拒絕外出。
- 心理：例如過去對該活動有不好的經驗，覺得不安全或缺乏動機等等。

• 環境：例如陌生或不友善的環境及人群等。

外籍看護照顧

Q45：我們已經使用居家服務，且又申請外籍看護長期照顧家人，不過，我們擔心外籍看護不熟悉照顧模式與技巧，有什麼方法可以讓外籍看護能盡快熟悉上手？

A45：有下列三個建議：

• 先行自費延續居家服務，以便做工作交接，並指導外籍看護工相關工作內容，與照顧技巧。

• 可向社會局申請居家護理、居家復健，到家中指導外籍看護工相關照顧技巧。

• 將受照顧者的相關照顧流程及照顧重點，製作成雙語（中文及外籍看護工的籍別文字），將所有工作流程文字圖像化，製成一本工作手冊，讓外籍看護工能有所本，以避免不必要的錯誤發生。

※歡迎讀者回饋照顧問題給作者（愛長照執行長），可透過愛長照官網、FB、LINE等途徑。

感謝協助單位（按單位名稱筆劃排列）

- OO 生活輔具
- 天群醫療企業股份有限公司
- 中華安全行動照護協會
- 中華民國家庭照顧者關懷總會
- 北之特樂銀股份有限公司
- 李林設計顧問公司
- 台北市合宜輔具中心
- 明陽來村（醫療輔具展示中心）
- 福樂多醫療福祉事業股份有限公司
- 樂齡網生活事業股份有限公司
- 衛生福利部社會及家庭署 多功能輔具資源整合推廣中心
- 羅布森股份有限公司

感謝協助名單（按姓氏筆劃排列）

- 天主教輔仁大學醫學系暨跨專業長期照護碩士學位學程教授、成功大學醫學院老年學研究所（兼）教授、台北護理健康大學長期照護研究系所（兼）教授　李世代
- 台灣長期照護專業學會理事長　周麗華
- 社團法人台灣居家服務策略聯盟理事長　林金立
- 財團法人私立廣恩老人養護中心董事長、社團法人台灣長期照顧發展協會全國聯合會榮譽理事長　林偉峰
- 靜宜大學社會工作與兒童少年福利學系教授　紀金山
- 宏芯營養諮詢中心營養師　孫瑞蓮
- 中原大學建築學系副教授　陳政雄
- 樂齡網總經理　張慶光
- 台北醫學大學高齡健康管理學系教授兼系主任、台北醫學大學護理學院展齡服務暨研究中心主任　張佳琪
- 國際 NGO 工作者／作家　褚士瑩
- 耆妙屋執行長　楊恒碩
- 國立臺灣大學社會工作學系教授　楊培珊
- 實踐大學家庭研究與兒童發展學系暨高齡家庭服務事業碩士在職專班副教授　鄭淑子
- 國泰綜合醫院職能治療師　龔宇聲

國家圖書館出版品預行編目資料

不需要一個人獨自承擔：愛長照寫給照顧者的照護專書／朱偉仁著．——初版——臺北市：大田，2017.07

面；公分．——（Creative；118）

ISBN 978-986-179-468-6（平裝）

419.71　　105019617

Creative 118

不需要一個人獨自承擔：愛長照寫給照顧者的照護專書

朱偉仁◎著

胡芳芳、孫浩玫◎策劃撰稿

出版者：大田出版有限公司
台北市 10445 中山北路二段 26 巷 2 號 2 樓
E-mail：titan3@ms22.hinet.net　http：//www.titan3.com.tw
編輯部專線：（02）2562-1383　傳眞：（02）2581-8761
【如果您對本書或本出版公司有任何意見，歡迎來電】
法律顧問：陳思成

總編輯：莊培園
副總編輯：蔡鳳儀　執行編輯：陳顗如
行銷企劃：古家瑄／董芸
內文美術設計：賴維明
校對：金文蕙／黃薇霓／朱偉仁
印刷：上好印刷股份有限公司　電話：（04）2315-0280
初版：2017 年 7 月 10 日　定價：399 元
國際書碼：978-986-179-468-6 CIP：419.71/105019617